Carlos Pelayo Torres

Plan de cuidados estandard en lesiones relacionadas con terremotos

Carlos Pelayo Torres

Plan de cuidados estandard en lesiones relacionadas con terremotos

Lesiones en pacientes que han sufrido un terremoto

Editorial Académica Española

Imprint

Cover image: www.ingimage.com

Publisher:
Editorial Académica Española
is a trademark of
Dodo Books Indian Ocean Ltd. and OmniScriptum S.R.L publishing group

120 High Road, East Finchley, London, N2 9ED, United Kingdom
Str. Armeneasca 28/1, office 1, Chisinau MD-2012, Republic of Moldova, Europe
Printed at: see last page
ISBN: 978-620-2-24033-8

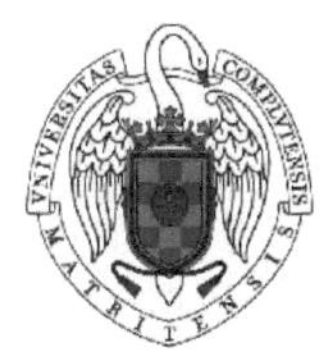

TRABAJO FIN DE GRADO ENFERMERÍA

Plan de cuidados estandarizado en lesiones relacionadas con terremotos y seísmos.

Alumno: Carlos Pelayo Torres

4º C Enfermería UCM

Tutor: Ismael Ortuño Soriano

ÍNDICE.

RESUMEN.

El texto orientado en el periodo desde las 24 horas, hasta las 72 horas, explica las diferentes patologías generadas en un terremoto en base a la epidemiologia existente. Después, y en base a las Taxonomias de NANDA, NIC y NOC se analizan los diagnósticos de enfermería referentes en dichas patologías y se priorizan los que más ponen en peligro la vida de los pacientes. Estos diagnósticos se desarrollan posteriormente llegando a exponer los objetivos y las intervenciones en cada uno de ellos.
Antes de esto y con idea de poner en contexto al lector se ha diferenciado entre los términos desastre, catástrofe, incidente de múltiples victimas (IMV), emergencia y urgencia.
Como el texto está orientado claramente a un plan de cuidados en terremotos, se incide en la epidemiologia de los mismos así como los sucesos anexados como tsunamis y corrimientos de tierra.
El plan de cuidados en seísmos se ha planteado en base a los Patrones funcionales de Marjory Gordon, atendiendo a la epidemiologia existente.
Se puede concluir de este documento, que de los heridos, el 75% tendrá patología traumática y de esta, el 10% tan solo requerirá cirugía mayor. Se agudizarán ampliamente problemas relacionados con la inhalación de polvo y el Síndrome Coronario Agudo.

Palabras clave: earthquakes, plan cares, nursing, terremoto, plan de cuidados, enfermería, seism, trauma, injuries.

ABSTRACT.

The text explains different pathologies originated in an earthquake based on the existing epidemiology.
Next, following NANDA, NIC and NOC Taxonomies, nursing diagnoses related to these pathologies are analysed and those, which are more hazardous for patients, are prioritized. These diagnoses are eventually developed so as to get the objectives and interventions in each of them.
The concepts disaster, catastrophe, Mass Casualty Incident (MCI), emergency, and urgency have been previously defined in order to guide the reader.
The text is clearly oriented to an earthquake plan and its details, such as epidemiology and other natural disasters similar to earthquakes (i.e. tsunami, landslides...)
This earthquake plan is organized following Marjory Gordon´s functional patterns and the existing epidemiology.
To sum up, it could be stated that 75% of the injured will suffer from traumatic pathologies and, out of this 75%, only 10% will require major surgery. Problems derived from dust inhalation are highlighted. An Acute Heart Syndrome incident is analysed at the end of the period.

Key words: earthquakes, plan cares, nursing, terremoto, plan de cuidados, enfermería, seism, trauma, injuries.

INTRODUCCIÓN.

Entendiendo coloquialmente que la catástrofe es una situación desastrosa en la que algo terrible sucede en el entorno, a los bienes, a las personas y semovientes. La catástrofe es un suceso muy temido y de consecuencias terribles que requieren la toma de medidas especiales para el retorno al flujo normal de la vida.

Tenemos que pensar en las nuevas necesidades creadas para evitar que se produzca una prolongación del suceso y de sus consecuencias. Así pues, agencias especializadas trabajan en la mitigación de los desastres haciendo campañas para crear una conciencia mundial sobre los beneficios de la reducción de riesgos de desastre y potenciar a las personas y a los gobiernos para reducir su vulnerabilidad.(1)

Así pues lo primero sería definir el término catástrofes, sus aparentes sinónimos y otros términos que circulan alrededor de este tema y que nos puedan llevar a error.

No todas las necesidades para la recuperación son del área sanitaria, y mucho menos son un área específica de enfermería, pero sí que es importante que, en las reuniones sobre el orden de prioridades este presente un enfermero o al menos un sanitario.

En estas reuniones, el enfermero podrá aportar una visión de los riesgos para las personas, animales y el entorno (Suministro de agua, saneamiento, edificación, etc...) que los ingenieros u otras disciplinas inmersas en el proceso no van a tener.

La gestión de las crisis se puede expresar con el esquema de un triangulo formado por tres lados. Organización, Logística y Socorro.[(2)]

Además, los primeros recursos o unidades sanitarias tendían que saber a quién atienden primero, por eso, si nadie se lo dice deberán ser ellos los que decidan y coordinen la asistencia, e incluso, dejando de lado la función asistencial.[(3)]

Por eso es preciso, que en aquellas tareas que no tienen un proceso puramente sanitario, se analicen también desde este punto de vista, tanto en su propio proceso, como en sus actividades anexas con el fin de evitar daños colaterales, no solo de índole sanitaria, si no de índole ecológica y/o biopsicosocial con la única intención de preservar la salud de las personas, de los animales y del medio ambiente.

Dentro de las tareas sanitarias en el entorno de la catástrofe, habrá que priorizar las más urgentes. Por ese motivo este documento trabaja sobre los diagnósticos de enfermería que más van a comprometer la vida de las personas, no desarrollando otros diagnósticos que sabiendo que pueden estar presentes, pero que en el periodo de cobertura descrito no vamos a tratar.

Es importante remarcar que en las primeras horas los recursos asistenciales son finitos y la demanda sanitaria puede ser inmensa, de ahí que los esfuerzos se centren en la asistencia a las patologías más urgentes o a las emergentes.

También será necesaria una evaluación continua del proceso de catástrofe/recuperación para volver a priorizar, puesto que la dinamicidad del proceso de salud enfermedad, no solo es personal, sino que es comunitaria, y será aplicable también al medio ambiente.

Hay que tener en cuenta que en las semanas posteriores a la catástrofe podrían morir en elevado número de personas si no se dispone de instalaciones sanitarias, saneamiento y agua potable. Por eso, los gobiernos una de las prioridades a nivel general es el suministro de agua potable.[4]

Haciendo balance entre catástrofes naturales y conflictos armados, se puede observar que en los conflictos armados hay entre tres y cinco veces más heridos que muertos, en cambio, como norma general nos vamos a encontrar con que en las catástrofes naturales hay un número mayor de muertos que de heridos.[5]

Los conflictos bélicos suelen extenderse más en el tiempo y las catástrofes naturales suelen concentrarse en periodos y áreas más reducidas o más claramente delimitadas.[5]

Con el paso de la catástrofe natural, se da paso al desastre sanitario, de servicios y suministros. Si añadimos además la gestión todavía ineficaz de gestión de cadáveres y el hacinamiento en alberges provisionales podemos temernos la aparición de enfermedades y epidemias. Estos temores vienen inducidos por las dantescas escenas del desastre, pero que en realidad no se suelen dar.[6]

JUSTIFICACIÓN.

El presente documento expresa las necesidades de cuidados en el entorno de un gran suceso trágico como son las catástrofes y desastres. Pero con la variabilidad de desastres y catástrofes que hay y por consiguiente, con la variabilidad de consecuencias, sería imposible hacer una guía de actuación clínica o un plan de cuidados generalizado en todas las catástrofes. Por eso y teniendo presente que cada tipo de desastre tiene unas consideraciones diferentes con consecuencias tipificadas. Esto marcara una patología socio sanitaria diferente para cada tipo de catástrofe conllevando una logística asistencial especifica.

Por ese motivo y ante la necesidad de ser coherente con el desarrollo del TFG es necesario centrarlo en un punto más concreto. Este trabajo va dirigido a los desastres naturales, y dentro de estos a los terremotos.

Los terremotos, no son una catástrofe que se caracterice por dejar a su paso un número elevado de muertos comparándolo con otros desastres naturales o conflictos bélicos. Su característica principal es que deja tras de sí un número muy elevado de afectados, con necesidades clara mente marcadas.[5,6]

El trabajo está centrado en un periodo de cobertura muy concreto. Desde las 24 horas hasta las 72 horas desde el inicio del seísmo.

El terremoto es una de las catástrofes que más vidas se cobra superada tan solo por las inundaciones. Según las estadísticas publicadas en el 2010 por la Oficina de Reducción de Riesgo de Desastres de las Naciones Unidas (UNISDR) entre el 2002 y el

2011 fallecieron cerca de 68.000 personas a causa de los terremotos y sus consecuencias como tsunamis, y enfermedades derivadas de dichos desastres.[7]

ETIOLOGÍA SÍSMICA.

Los terremotos son temblores de la corteza terrestre producidos por una liberación brusca de energía mecánica acumulada por deformación elástica de las placas tectónicas. Deben su nombre a la etimología del latín. De una parte, "Terre - Tierra" y "Moto – Motus - Movimiento"; Movimiento de Tierra. Otro sinónimo es el término seísmo ó sismo procedente del Griego y cuyo significado es "Temblor". [18]

Así pues, un terremoto, no es otra cosa que un movimiento vibratorio producido por la pérdida de estabilidad de grandes masas de la corteza terrestre. Cuando el movimiento llega a la superficie y se propaga por esta adquiere la denominación de terremoto.

Esta liberación de energía de forma súbita se propaga en forma de ondas sísmicas, provocando movimientos vibratorios en el terreno.

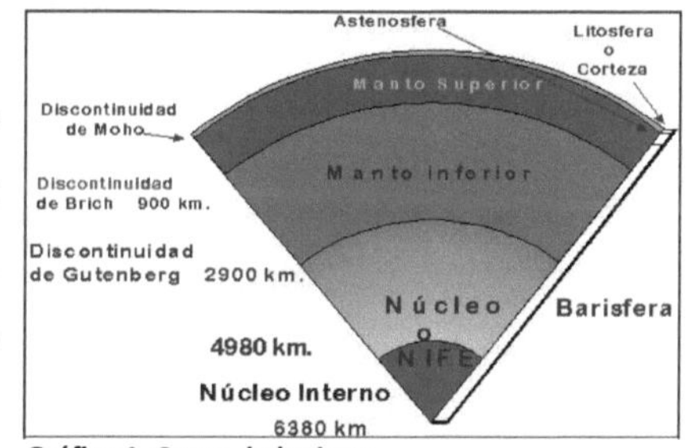

Gráfico 1. Capas de la tierra.

El movimiento sísmico se propaga concéntricamente y de forma tridimensional hasta el hipocentro o punto en el que se pierde el equilibrio de masas dentro de la corteza profunda o manto superficial.

Cuando las ondas procedentes del hipocentro alcanzan la superficie terrestre, se

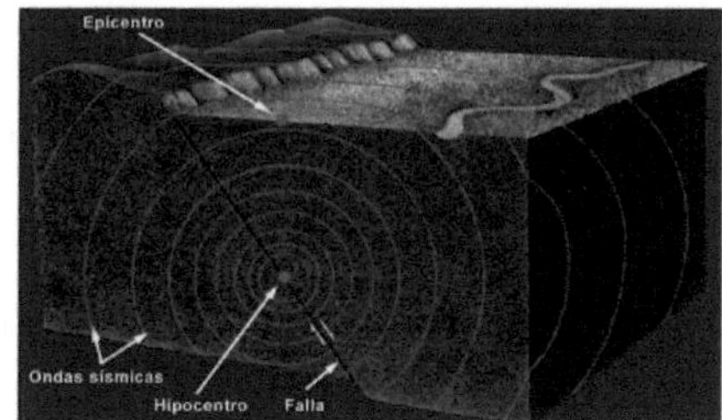

Gráfico 2. Movimiento sísmico.

convierten en bidimensionales propagándose concéntricamente desde el epicentro o primer punto de contacto con la superficie.

El epicentro suele estar en la vertical del hipocentro o foco.

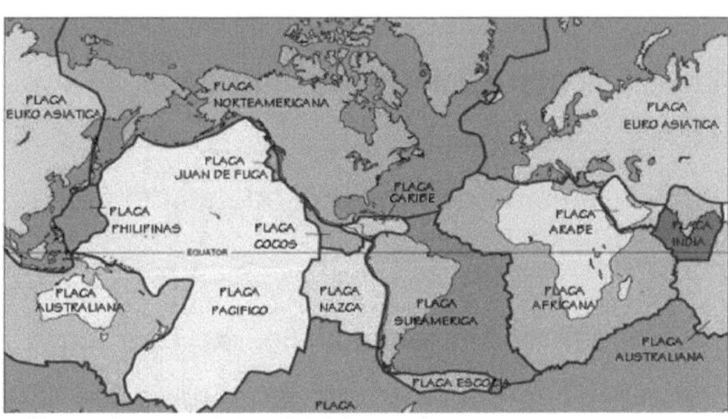

Gráfico 3. Placas tectónicas del globo terráqueo.

La Litosfera, del griego esfera de piedra, está situada por debajo de la corteza terrestre y dividida en placas llamadas placas tectónicas que chocan entre si produciendo los cúmulos energéticos y liberaciones de esta energía de manera brusca.

Las placas tectónicas o fragmentos de la Litosfera están en un continuo movimiento, esta deriva relativa va a producir choques entre las placas provocando los accidentes geográficos como cadenas montañosas o fosas submarinas.

El 90% del origen de los seísmos es producto de los choques de placas tectónicas, a esta zona inter-placa se le llama “falla”. Los terremotos de origen volcánico son un 7% del total y en una proporción ínfima los seísmos se deben a desplomes de espacios huecos subterráneos

Se pueden distinguir ocho placas tectónicas más grandes:

· Placa Africana.

· Placa Antártida

· Placa Euroasiática

· Placa Indo-australiana.

· Placa Nazca.

· Placa Norteamericana,

· Placa Pacífica.

· Placa Suramericana.

Algunas de las más pequeñas son: Anatolia, Arábiga, Caribeña, Los Cocos, Filipinas y Somalí.

Por eso, en las zonas donde las placas tectónicas se unen hay una mayor incidencia de seísmos.

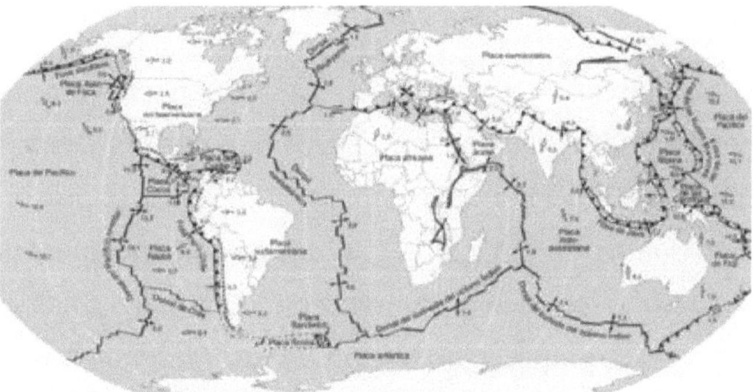

Gráfico 4.Placas tectónicas del globo terráqueo.

Si estos seísmos, se producen bajo el agua del mar, es posible que se pueda generar un Tsunami o maremoto.

DESARROLLO DEL TRABAJO.

1. Ámbito y límites.

Con este trabajo se trata de definir el tipo de lesiones que tiene los pacientes de un terremoto y sus consecuencias anexadas así como las posibles tipos de asistencia que pueden recibir. Con todo ello determinar que las acciones que se realizan ante una situación de de esta índole, están sometidas a diferente normas, tratados, acuerdos y en ocasiones, leyes internacionales siendo los órganos de apoyo[a] los que interrelacionan con los aspectos que determinen los países solicitantes de ayuda externa cuando estos no son capaces de asumir la resolución de la situación de crisis.

Los equipos de emergencia que actúan en estos desastres, son conocedores de estas normativas que dicta el Derecho Humanitario pero, que en este caso, no es el motivo del presente documento sino que es determinar la diferenciación conceptual de los aspectos legales y la acción humanitaria. En este sentido, consiste en exponer la propia intervención de los integrantes y si procediera, la de las unidades de apoyo al desastre.

De la misma manera, no es objeto de este documento el conjunto de actividades para la reducción de la vulnerabilidad, que sin lugar a duda es una de las herramientas que va a ayudar a mitigar las consecuencias de estos terribles sucesos.

El trabajo se centra en la asistencia a los afectados de un terremoto a partir de las 24 horas del sismo, momento en el que empezarían a llegar la ayuda internacional.[(8)]

---

[a] Los órganos de apoyo son los departamentos que apoyan a la asistencia para que ellos puedan realizar la asistencia. Estos pueden ser; equipos logísticos, de telecomunicaciones, de asesoramiento, etc…

La patología más emergente incidirá en la población hasta las 72 horas aproximadamente, por lo que es hasta este punto hasta donde este texto pretende llegar. Esto no significa que después de este momento no se presenten patologías graves, ni que dentro del periodo marcado se presenten patologías banales, pero la curva de la incidencia emergente comenzará a descender en este momento.[8]

La valoración de enfermería se ha hecho en base a la prevalencia e incidencia a los datos epidemiológicos referidos. Por lo que podemos esperar este tipo de pacientes en esos momentos, sin prejuicio de que habrá con seguridad patología banal en este periodo. Y de igual manera, habrá patología emergente fuera de él.

2. *Metodología y objetivos.*

El presente documento tiene por objeto la realización de una guía clínica de enfermería con un plan de cuidados estandarizado en terremotos.

Se han analizado etimológicamente términos confusos que definen el desastre, buscando el significado de cada una de ellas con el fin de esclarecer las diferencias entre cada una de ellos. Para ellos se ha revisado bibliografía de autores expertos en la materia del desastre, la catástrofe, la emergencia sanitaria, los incidentes de múltiples victimas, los terremotos, la geología, la metodología enfermera y la ayuda humanitaria. Se ha buscado información en agencias internacionales comprometidas con la mitigación de las consecuencias de los desastres, agencias de cooperación y manuales de gobiernos de países con amplia experiencia en estos terribles sucesos.

Utilizando las bases de datos más actualizadas en materia de desastres se han señalado los terremotos más significativos de los últimos años señalando los más mortíferos y los que han dejado más afectados.

Tras la consulta de los manuales en materia de atención a desastres y catástrofes, se ha analizado la patología más prevalente en este tipo de desastres y los objetivos de la vigilancia epidemiológica, así como las pautas para llegar a dichos objetivos.

Una vez que se reúnen los datos epidemiológicos, se realizó la valoración de enfermería por Patrones Funcionales de Marjory Gordon. Identificando los diagnósticos de enfermería más prevalentes. Seguidamente se hace una lista más reducida de diagnósticos en la que se incluyen los que ponen la vida del paciente en mayor riesgo.

A lo largo del plan de cuidados se desarrollan los diagnósticos enfermeros, intervenciones y criterios de resultado en base a las taxonomías propuestas de los libros de la NANDA (North American Nursing Diagnosis Association), NIC (Nursing Interventions Classification) y NOC (Nursing Outcomes Classification) respectivamente.

3. Marco conceptual.

Definir y ordenar el entorno de trabajo en el que se va a desarrollar la actividad va a ser la primera tarea, pues conociendo la demanda, se le podrá prestar mejor la asistencia. Así pues hemos definir los diferentes escenarios, pues cada uno de ellos requerirá una atención diferente. Alrededor de los sucesos catastróficos, desastres o procesos críticos circulan un número notable de complejos términos, todos ellos parecidos, que definen diferentes entornos y situaciones.

Por este motivo es necesario detenernos en dichos términos analizarlos y extraer una definición que nos permita hacer una composición del tipo de suceso al que hablamos.

Así pues los términos que generan confusión, que decido investigar y definir son:

- Desastre.
- Catástrofe.
- Incidente de Múltiples Victimas.
- Urgencia.
- Emergencia.

3.1. Desastre.

La palabra desastre, analizada etimológicamente, proviene del Latín DES (negativo, desafortunado) y ASTRE (astro). Podríamos entender, que sería como una desgracia de los astros o dioses. Es decir, no controlable.

Ha habido varias personas que han definido el término "desastre", el primero fue el sociólogo Charles Fritz en 1961, que dijo que un desastre es "Un evento concentrado en el tiempo y en el espacio que afecta a una sociedad o parte de ella relativamente autosuficiente causando un daño severo generando pérdida de vidas y bienes alterando la estructura social".(1,9)

Otros autores hicieron también sus definiciones y fueron añadiéndole variables y adjetivos al término. Es destacable de que Quarentelli en 1985 lo describe como una ambivalencia entre la demanda y la respuesta del sistema social. En 1986 Britton describe la vulnerabilidad de una sociedad como parte implicada en los efectos del suceso. Cortes en el 2000 plantea que un desastre es "una situación extraordinaria causada por un fenómeno de origen, natural, sociológico y antrópico que genera alteraciones intensas a las personas, a los bienes, a los servicios y al medio ambiente excediendo la capacidad de respuesta". (1,9)

Lopez-Ibor en el 2004 concluyó que los desastres son acontecimientos de peligro que afectan a un grupo social y que producen tales pérdidas humanas y materiales que los recursos del grupo social se ven desbordados y no pueden ser afrontados por los mecanismos sociales habituales para afrontar las emergencias.(2,9)

En el gráfico 1 se muestra un esquema del desastre como un producto de la amenaza por la vulnerabilidad cuando surge un impacto o evento.

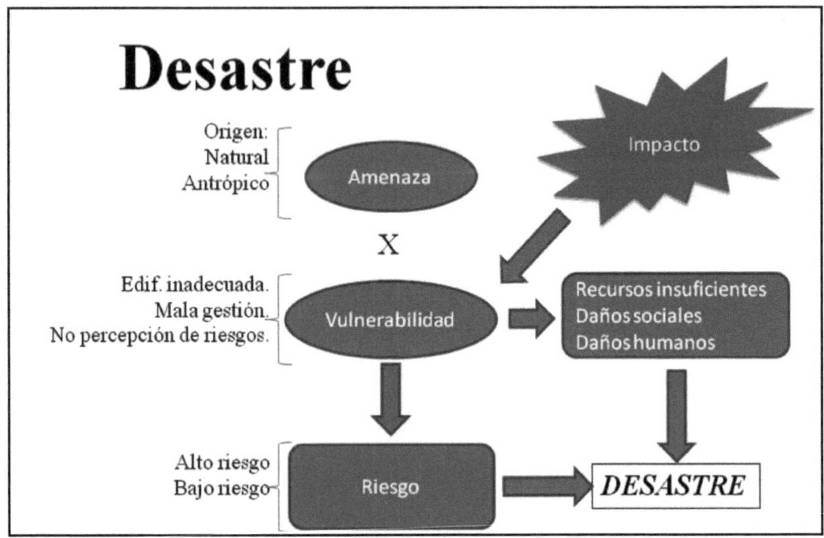

Gráfico 5..Concepto de desastre. Esquema modificado de ref.(9)

De todas estas definiciones podemos concluir que un desastre es el evento o suceso trágico en el que se genera un gran estrés colectivo, pérdida de vidas, bienes y destrucción del medio ambiente, produciendo una ambivalencia entre la demanda y la capacidad de respuesta social e institucional, relacionando todo esto con el riesgo de que suceda y con la vulnerabilidad o dificultad para afrontar el suceso por parte de la comunidad.

3.2. Catástrofe.

Según la RAE desastre es una desgracia grande, suceso infeliz y lamentable.[10]

Catástrofe del latín *catastrŏphe* (y este de un vocablo griego que significa "destruir" o "abatir"), el término catástrofe se refiere a un suceso infausto fatídico que altera el orden regular de las cosas.

Al ser un término muy utilizado, varias agencias implicadas han definido el término, citando aquí las más importantes, así pues:

La OMS define catástrofe como "cualquier fenómeno que provoca daños, perjuicios económicos, y pérdidas de vidas humanas y deterioro de la salud y de los servicios sanitarios en medida suficiente para exigir una respuesta extraordinaria de sectores ajenos de la comunidad o zona afectada".

La Oficina Coordinadora para el Socorro en Caso de Catástrofe (UNDRO) dice que una catástrofe es un "acontecimiento concentrado en el tiempo y el espacio, en el que una comunidad o la sociedad corre un grave peligro y sufre tales perdidas en sus miembros y pertenencias físicas, que la estructura resulta trastornada y se impide el cumplimiento de de todas o algunas de las funciones esenciales de las sociedad".

La Sociedad Internacional de Medicina de Catástrofes refiere el término como: "Todo Suceso que produce más accidentes o problemas sanitarios de los que el sistema de salud está preparado para manejar".

Álvaro Solano nos define la catástrofe y el desastre diferenciándolos claramente: "Un desastre es un acontecimiento, localizado en tiempo y espacio, en el cual una sociedad o comunidad organizada ve superada su capacidad de atención con los recursos habituales de organización.[3,11] La catástrofe en cambio, es el desastre ampliado."

La diferencia con el desastre radica en que el impacto de una catástrofe tiene un alcance territorial mayor, con mayores consecuencias negativas. En una catástrofe, además, suelen agotarse las capacidades de preparación y respuesta frente la emergencia.

Aunque con algunas diferencias, todas ellas confluyen en la desproporción cualitativa y cuantitativa de medios asistenciales frente a la demanda generada por un suceso.

Coinciden también en que se trata de un suceso de consecuencias brutales para una colectividad con pérdidas de vidas y bienes y que produce una gran alteración en el desarrollo normal de la vida en el entorno.

Algunos autores lo definen como brusco, repentino e inesperado y otros como la OMS en su clasificación de las catástrofes exponen que las hay de instauración lenta.

La diferencia entre desastre y catástrofe radica principalmente en que el desastre es menor y la demanda asistencial se cubre con unidades asistenciales que no siendo su zona de influencia acuden a la zona. En cambio, la catástrofe desborda el sistema por completo no siendo capaz de asistir a la demanda, teniendo que hacer uso de los sistemas adicionales o de ayuda externa.

Se dispone de varias clasificaciones de las catástrofes en función del origen, su repercusión. La OMS y Louis Crocq hacen sus propias clasificaciones, siendo estas las más completas. [9]

En el gráfico 2 se pueden ver los tipos de clasificaciones de catástrofe.

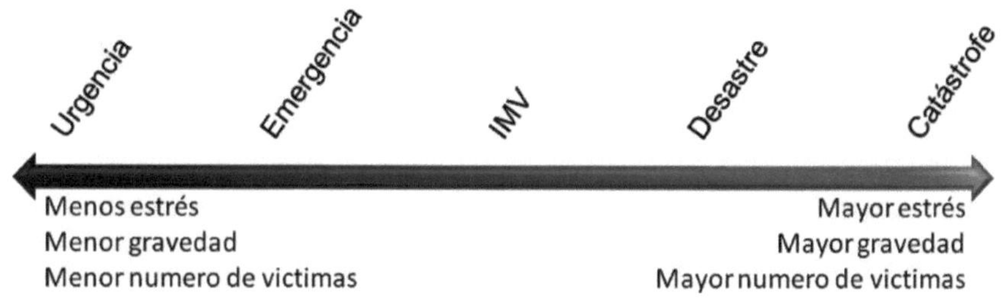

Gráfico 6.Esquema modificado de ref.(9)

3.3. Incidente de Múltiples Víctimas.

El Accidente de Múltiples Víctimas o Incidente de Múltiples Víctimas (AMV ó IMV en adelante) ha sustituido a los términos catástrofes y desastre en contextos más habituales en España.

No es frecuente que encontremos en España sucesos de tanta envergadura como los que se han definido antes. Por eso surge este nuevo término que define un suceso en el que no se desborda la capacidad asistencia de una zona o comunidad, pero se pone a prueba durante un periodo te tiempo corto. [(12)]

El servicio de urgencias de la comunidad de Madrid SUMMA 112 dispone de un manual para el manejo de este tipo de incidentes y lo definen como aquel suceso en el que por el elevado número de pacientes y la naturaleza de sus lesiones, haga que este comprometida la capacidad de manejo inicial de los heridos; o bien el numero de recursos y personal de los servicios de urgencias que puede desplazarse en tiempo apropiado al lugar del suceso sea suficiente para manejar a todos los heridos según los criterios habituales.[(3)]

A su vez en este mismo manual nos encontramos con diversos niveles del mismo, y aun que estos niveles son para dar mayor o menor respuesta, y corresponden a un procedimiento interno adaptado a su sistema de comunicaciones y a los recursos con los que cuenta, la tipificación es bastante útil.[(3)]

Así pues tiene 4 niveles, del 0 al 3 haciendo diferenciando cada uno de ellos en función del número de víctimas.

0. El nivel 0 con hasta 10 víctimas estimando que entre 2 y 3 requerirán de un soporte vital avanzado.
1. El nivel 1 de 10 a 100 Victimas con una estimación de un 15% que requerirá soporte vital avanzado.
2. El nivel 2 hasta 500 víctimas estimando también que el 15% de los heridos requerirán soporte vital avanzado.
3. Y el nivel 3 por encima de 500 víctimas con la misma estimación de heridos que requieren soporte vital avanzado.

En la Tabla 1 se pueden ver los niveles del plan de acción propuesto por el Summa 112 en función de las dimensiones del suceso.

Una vez definidos los grados de siniestros, diferenciando el IMV, el desastre y la catástrofe, cabe diferenciar cual es a celeridad con la que se demanda la asistencia. Sin ánimo de definir complejos sistemas de triage y clasificación de victimas, pues ese sería el objeto de otro documento, voy a definir los conceptos de Urgencia y Emergencia Sanitaria.

NIVEL	VÍCTIMAS TOTALES ESTIMADAS	VÍCTIMAS SVA	RESPUESTA INICIAL (alerta a Jefe de Guardia)
0	10	2-3	1 SVA (UVI, VIR o HS) + 2 SVB + VEC
1	10 – 100	15 %	2 SVA + 4 SVB + VEC + MIR
2	100 – 500	15 %	4 SVA + 8 SVB + VEC + MIR
3	>500	15 %	6 SVA + 12 SVB + VEC +MIR

Tabla 1. Niveles del plan de acción propuesto por el Summa 112 en función de las dimensiones del suceso.

La diferencia entre el desastre la catástrofe y el IMV, es que en la catástrofe se *desborda el sistema por completo no siendo*

capaz de asistir a la demanda, teniendo que hacer uso de los sistemas adicionales o de ayuda externa. En cambio, el desastre es un evento menor y la demanda asistencial se cubre con unidades asistenciales que no siendo su zona de influencia acuden al terreno. Y por último el IMV **no se desborda la capacidad asistencia de una zona o comunidad, pero se pone a prueba durante un corto periodo te tiempo, estando comprometida la capacidad de manejo inicial de los heridos, del elevado número de recursos.**

3.4. Urgencia.

Urgencia es un término originario del Latín "urgentia": Que tiene necesidad de atención con prontitud y apremio.[9]

La Asociación Médica Americana define como urgencia "aquella situación que requiere atención médica inmediata"

La OMS define la urgencia como la aparición fortuita en cualquier lugar o actividad de un problema de causa diversa y gravedad variable que genera la conciencia de una necesidad inminente de atención por parte del sujeto que lo sufre o de su familia.

La OMS también define la urgencia sanitaria como la patología cuya evolución es lenta y no necesariamente mortal, pero que debe ser atendida en seis horas como máximo, para evitar complicaciones mayores.

Tipos de urgencias:[9]

Atendiendo a los conceptos expresados sobre las urgencias, podrían hacerse las siguientes distinciones:

Urgencia subjetiva.

Está fundada desde la óptica de la víctima y del gran público; surgiendo de criterios que tienen carácter de impresión, tales como el dolor agudo o la hemorragia externa, sin que esos signos pongan necesariamente en peligro la vida o la salud de la persona.

Urgencia objetiva.

Sería por tanto aquella situación que compromete la vida o la salud de la persona, y que puede ser apreciado por personal sanitario o no sanitario entrenado.

Urgencia vital.

Forma parte de la urgencia objetiva y es definida como la situación en que, por fallo o compromiso de las funciones vitales respiratorias, circulatorias o cerebrales, existe a corto plazo riesgo de fallecimiento; este concepto hace referencia al término Emergencia.

3.5. *Emergencia.*

Emergencia, etimológicamente proviene del latín "emergens".[9] La OMS la define como: "Aquel caso en el que la falta de asistencia conduciría a la muerte en minutos".

La asociación Médica Americana acuña esta definición:"La emergencia es aquella situación urgente que pone en peligro inmediato la vida del paciente y/o la función de un órgano".

Según el Real Decreto 407/1992, del 24 de Abril en el que se aprueba la Norma Básica de Protección Civil las emergencias, son aquellos sucesos en los que se requiere la protección de personas y bienes.

En la Ley 30/2002 del 17 de Diciembre sobre protección civil y atención a la emergencia de Aragón nos encontramos con una definición de emergencia muy a tener en cuenta: "La emergencia es un suceso o accidente que sobreviene de modo imprevisto, afectando a la integridad física de las personas o de los bienes, de modo colectivo o individual, y que en ocasiones llega a constituir una catástrofe o una calamidad".

El termino emergencia por si solo puede hacer referencia al suceso de aparición súbita que acontece generando el caos, desencadenando una catástrofe o desastre, pero también puede hacer referencia a aquella demanda de asistencia sin la cual se pone en peligro la vida de un solo paciente.

Hay que destacar ambos significados, y diferenciarlos, pues a la hora de utilizarlos sin generar la confusión habrá que ponerlos en un contexto adecuado.

3.6. El ciclo del desastre.

Parece que en un momento puntual, el tiempo se detiene y se produce un suceso terrible en el cual miles de personas se ven envueltas perdiendo todos sus enseres, sus hogares, sus familiares y hasta sus vidas. [2,8]

Y después. ¿Qué pasa después? ¿A caso es un suceso que cae en el olvido? Pues no es así.

Y no es así porque los desastres son tratados como procesos cíclicos, de los cuales se aprende, y poco a poco se van mitigando sus consecuencias.

Aun que podemos enfrentarnos a diferentes desastres, el ciclo no varía, pues un cuadro conceptual que da cierto margen operativo para poder trabajar en cada una de las fases que aquí enumero:

Fase 1. Fase Silente, de interdesastre o preparación. Se realizan actividades de preparación como planes de emergencia, Mapas de riesgo, entrenamientos y educación a la población.

Fase 2. Fase de Alerta o preimpacto. En caso de ser posible y con sistemas de predicción del desastre, se pondrían en marcha planes de mitigación y de alerta a la población.

Fase 3. Fase de emergencia o impacto. Se caracteriza fundamentalmente por el aislamiento, el rescate y la ayuda externa, en esta fase podemos apreciar la efectividad de las medidas preventivas desarrolladas en fases anteriores.

Fase 4. Fase de recuperación. En la que se reconstruyen los servicios públicos y los suministros para una vuelta a la normalidad.

En el gráfico 3 se puede ver un esquema del ciclo del desastre.

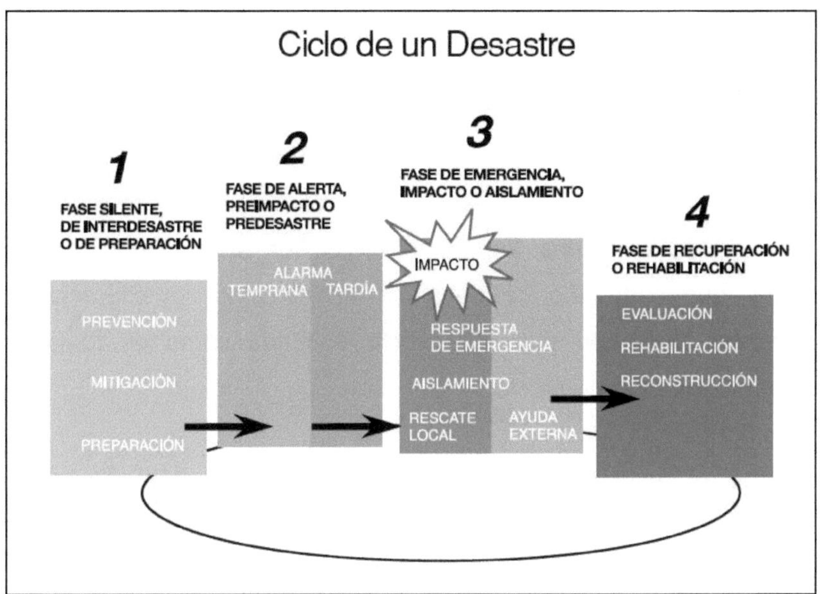

Gráfico 7. El ciclo del desastre.(8)

3.7. *Necesidades de la intervención de enfermería en terremotos.*

Con la diversidad de desastres y catástrofes tipificadas y por lo tanto la variabilidad de consecuencias que se presentan, sería imposible hacer una guía de actuación clínica o un plan de cuidados generalizado en todas las catástrofes. Por eso, y teniendo en cuenta que cada tipo de desastre tendrá unas consideraciones diferentes, tanto en patología socio sanitaria como en logística asistencial.

Por eso, el desastre elegido para este documento es el terremoto, por ser un suceso de devastadoras consecuencias, que requiere una organización del trabajo para volver a la normalidad social.
A pesar de no ser la más mortal de las catástrofes naturales es la que más afectados suele dejar.(13)

En el último informe de la UNFPA (United Nations Population Fund) vínculos entre las dinámicas demográficas, los procesos de urbanización y los riesgos de desastres: una visión regional de América Latina, en el que se hace referencia a la alta mortalidad relacionada a las amenazas geológicas en América Latina y Caribe.(13)

Además y por si esto no fuera suficiente, el terremoto puede llevar anexionado otros tipos de amenaza secundarias como:

- Daños en las infraestructuras sanitarias
- Incendios, explosiones y materiales tóxicos
- Tsunamis
- Corrimientos de tierra
- Daños en presas de agua

En el gráfico 4 se puede ver un grafico del porcentaje de muertos por tipo de amenaza en Latinoamérica y el Caribe entre los años 1970 y 2010.

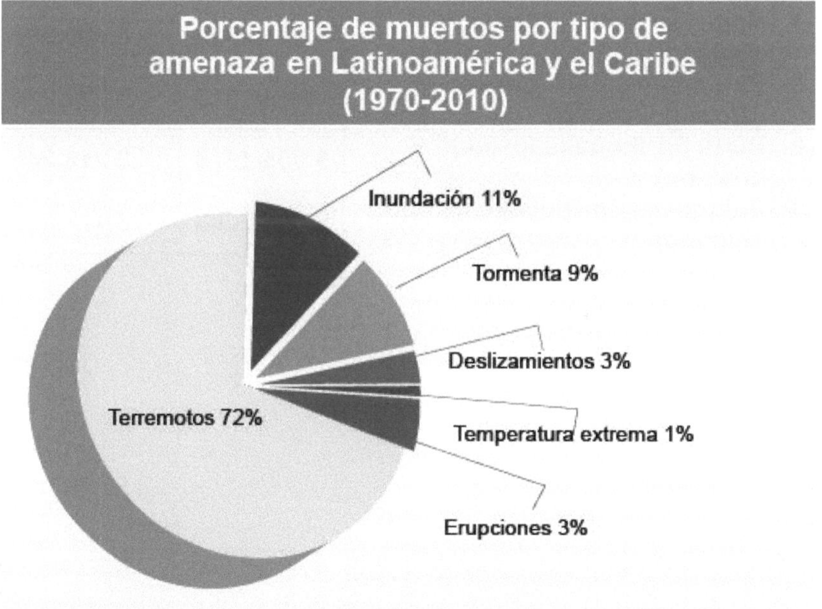

Gráfico 8. Porcentaje de muertos por tipo de amenaza en Latinoamerica y el caribe (1970-2010).

A continuación se presentan dos tablas de los 10 terremotos más importantes desde 1900 a 2014.

Tabla 2. Los 10 del terremotos más importantes para el período 1900-2014. .[15]

	País	Fecha	Afectados
1	China P Rep, Earthquake (ground shaking)	12/05/2008	45.976.596
2	India, Earthquake (ground shaking)	21/08/1988	20.003.766
3	India, Earthquake (ground shaking)	26/01/2001	6.321.812
4	Pakistan, Earthquake (ground shaking)	08/10/2005	5.128.309
5	China P Rep, Earthquake (ground shaking)	03/02/1996	5.077.795
6	Guatemala, Earthquake (ground shaking)	04/02/1976	4.993.000
7	Haiti, Earthquake (ground shaking)	12/01/2010	3.700.000
8	Philippines, Earthquake (ground shaking)	15/10/2013	3.222.224
9	Peru, Earthquake (ground shaking)	31/05/1970	3.216.240
10	Indonesia, Earthquake (ground shaking)	27/05/2006	3.177.923

Tabla 3. Los 10 del terremotos más importantes para el período 1900-2014.[15]			
	País	Fecha	Muertos
1	Japan, Tsunami	07/12/1944	998
2	Romania, Earthquake (ground shaking)	10/11/1940	980
3	India, Earthquake (ground shaking)	29/09/1993	9.748
4	Turkey, Earthquake (ground shaking)	15/05/1905	97
5	Mexico, Earthquake (ground shaking)	19/09/1985	9.500
6	Bolivia, Earthquake (ground shaking)	22/05/1998	95
7	China P Rep, Earthquake (ground shaking)	22/07/2013	95
8	Japan, Earthquake (ground shaking)	18/03/1914	94
9	Turkey, Earthquake (ground shaking)	01/10/1995	94
10	China P Rep, Earthquake (ground shaking)	06/11/1988	939

Zonas de riesgo de terremotos.

Para saber con exactitud el riesgo sísmico es necesario someter la zona a minuciosos estudios, no obstante hay indicadores o parámetros de riesgo de terremoto que nos pueden dar una idea general de los riesgos a los que la zona se puede enfrentar.(16,17,18) Estos parámetros o indicadores los dividimos en varios tipos o grupos:

I. Parámetros Intrínsecos del Seísmo.
II. Parámetros Naturales o de la Zona de Impacto:
III. Parámetros demográficos:
IV. Parámetros de respuesta.
    a. Infraestructura de respuesta a emergencias.
    b. Infraestructura de servicios públicos esenciales.
    c. Infraestructura productiva.

Parámetros Intrínsecos del Seísmo:

- **Frecuencia:** Es el número de repeticiones del seísmo por unidad de tiempo sin tener en cuenta su magnitud.
- **Recurrencia:** Es el número de repeticiones del terremoto por unidad de tiempo teniendo en cuenta además su magnitud e intensidad.
- **Magnitud:** Es la ponla "potencia destructora" del agente productor, podría ser por ejemplo, la escala de medida de Richter.
- **Intensidad:** Es el daño que produce el agente productor cuando impacta con una determinada magnitud, como por ejemplo, en caso de terremotos, el daño que se produce sobre una ciudad de características edilicias conocidas para un seísmo de determinada magnitud, medible con la escala Mercalli.

Parámetros Naturales o de la Zona de Impacto:

- **Topografía:** Es el relieve, natural o modificado, de la zona de impacto.
- **Características Mecánicas del Suelo:** Es el conjunto de: capacidad portante, litología, sedimentología, textura, altura del nivel freático, etc...

Parámetros demográficos:

- **Densidad de Población**, teniendo en cuenta las pirámides poblacionales, así como los movimientos de la población.
- **Características Socioeconómicas**. Con anotaciones de las necesidades básicas no satisfechas.
- **Caracterización del Tipo y Calidad** de las Viviendas y edificaciones.

Parámetros de respuesta.

Los parámetros de respuesta van a estar más relacionados con la vulnerabilidad, no solo por la capacidad de responder inmediatamente a las labores de socorro y coordinarse con los servicios de asistencia y rescate periféricos, si no porque dan idea de la capacidad de resarcirse y reiniciar los servicios públicos con celeridad con el fin de poder dar asistencia a los servicios de reconstrucción para poder recuperar la normalidad lo antes posible.

Infraestructura de servicios públicos esenciales:

- Red Eléctrica
- Red de Gas
- Red de Transporte Terrestre
- Servicios de Transporte Aéreo y Fluvial, Marítimo
- Red de Agua Potable y Saneamiento
- Red de Comunicaciones

Infraestructura de respuesta a emergencias:

- Calidad de la Organización del Sistema Local de Manejo de Emergencias: existencia o no del sistema local de manejo de emergencias, evaluando su organización, composición y capacitación de sus recursos humanos, equipamiento, recursos de gestión, etc.
- Calidad de los Planes de Mitigación Existentes: evaluación de la planificación existente tanto para reducir los daños de desastres potenciales como para el manejo operativo.

Infraestructura productiva:

- Características de los Procesos Económicos: caracterización de los procesos productivos en la zona de impacto, evaluando su capacidad de resistir ante las amenazas detectadas y el impacto socioeconómico de su interrupción temporal o cese definitivo sobre la población local y zonas vecinas.
- Características de la Infraestructura Necesaria para el Desarrollo Económico: Datos de la infraestructura de apoyo al sector productivo, evaluando su capacidad de resistir ante las amenazas detectadas y el impacto producido por su interrupción temporal o cese definitivo.

3.8. Intensidad y magnitud sísmica.

Dependiendo de las características del terremoto (Intensidad, magnitud y profundidad del hipocentro) se ocasionaran más destrozos. Por eso de cara a la intervención valorar un terremoto con datos más tangibles y fáciles de manejar nos dará una idea de la dimensión del siniestro que nos encontraremos.

Por eso uno de los primeros datos con los que nos vamos a encontrar en la asistencia a un terremoto es la MAGNITUD.

Tabla 4. Escala de Richter.

Magnitud	**Efectos**
< 3,5	**Generalmente no se siente, pero es registrado.**
3,5-5,4	**A menudo se siente, pero sólo causa daños menores**
5,5-6,0	**Ocasiona daños ligeros a edificios.**
6,1-6,9	**Puede ocasionar daños severos en áreas muy pobladas.**
7,0-7,9	**Terremoto mayor. Causa grandes daños.**
>8	**Gran terremoto. Destrucción total a comunidades cercanas.**

La magnitud es la energía elástica liberada por el seísmo y propagada a través de ondas hasta la corteza terrestre. La magnitud es independiente del hipocentro.

El dato de la magnitud, se extrae matemáticamente del análisis de los sismogramas.

Existen diferentes escalas para medirlo, pero la más extendida es la escala de Richter. Se trata de una escala abierta, carente de límites.

Para hacernos una idea, el terremoto de Bam (Irán) de 6,3 grados de magnitud causó la destrucción total de la cuidad y ocasionó la muerte a más de 54.000 personas.

La escala de Richter se muestra en la Tabla 4.

Por otro, **la intensidad** se relaciona con los efectos que provoca el terremoto y es dependiente del terreno, de la vulnerabilidad y de la distancia epicentral e hipocentral.

La escala más utilizada para medir la intensidad es la escala de Mercalli Modificada (MM), a diferencia que la anterior, es cerrada y se expresa en números romanos.

En la Tabla 6 se comparan las dos escalas, tanto la de magnitud como la de intensidad y aunque no son dependientes la una de otra, en ocasiones pueden a ir a la par debido a las diferencias de vulnerabilidad entre las comunidades.[19] Esta tabla comparativa se aproxima a la realidad en terremotos con hipocentros superficiales. b19)

Consideraciones especificas de los terremotos y tsunamis.[20]

- Podemos encontrarnos caminos cortados.
- Los efectos se concentraran en la zona afectada del seísmo o de la ola, pero no afectara a grandísimas zonas como en los conflictos bélicos o en grandes inundaciones.
- Las replicas son un riesgo frecuente para los rescatadores, asistentes y personal local, que además las vivirá con especial terror aunque no sean de gran intensidad.
- Se genera una alta mortalidad, aun que la cifra puede variar sustancialmente en función de la vulnerabilidad y de la hora a la que sea (día o noche).
- Alta incidencia de traumatismos de diversa gravedad y escaso riesgo de epidemias.
- Gran retraso en las labores de reconstrucción debido al gran volumen de trabajo de desescombro.

[b] De hasta 60 kilómetros de profundidad.

- Es difícil inculcar medidas de mitigación y alerta, aunque es fácil que haya planes de respuesta a la emergencia
- Es difícil discernir cuando finaliza la fase de emergencia y comienza la fase de reconstrucción. Pudiéndose darse a la vez

Tabla 5. ESCALA DE MERCALLI MODIFICADA.	
Grado	**Efectos**
I.	**IMPERCEPTIBLE**. Esta sacudida llamada también microseismo, únicamente se puede detectar y registrar con instrumentos en la zona en que se produce.
II.	**MUY LEVE**. Notado por personas en absoluto estado de reposo estando en alerta. Pequeñas oscilaciones de lámparas colgantes y candelabros.
III.	**LEVE**. Notado por personas que sean muy sensibles en oficinas pisos altos sin causar nerviosismo, ya que las vibraciones producidas son equivalentes a las producidas por un motocarro al circular por la calle. Oscilación moderada de lámparas y candelabros.
IV.	**MODERADO**. Movimiento notado por gran parte de la población produciendo alarma entre algunas personas, ya que las vibraciones son equiparables a las producidas por un camión de gran tonelaje al transitar por una calle. Trepidación en vajillas, crujido de vigas de madera, crujido de puertas. Oscilación fuerte de objetos colgantes.
V.	**ALGO FUERTE**. Movimiento fuerte que despierta a las personas dormidas. Algunas personas se asustan y salen a la calle. Crujidos fuertes en puertas y vigas de estructura de madera. Los cuadros colgados de la pared se mueven o se caen. Algunas campanas llegan a repicar. Caen al suelo objetos mal colocados sobre muebles o estantes.
VI.	**FUERTE**. Movimiento muy fuerte que provoca el susto en la mayoría de la población, provocando la salida a la calle. Desplazamiento de sillas y mesas, crujidos muy fuertes en puertas y construcciones de madera con caída de tejas y cornisas de los tejados y fachadas, y daños en construcciones de madera; incluyendo ruptura de cristales grandes. Repicar de la mayoría de las campanas.
VII.	**MUY FUERTE**. Movimiento extremadamente fuerte capaz de hacer oscilar camas y muebles, caída de cuadros y objetos colgados, llegando a provocar el derrumbe de construcciones de madera o mal cimentadas; daños en construcciones de ladrillo o cemento. Caída de tejas de

	techados, caída de algunas campanas. Ruptura de cristales de edificios y ventanas. Susto generalizado entre los habitantes y pánico en algunas personas. Dificultad para conducir un vehículo en movimiento.
VIII.	**DESTRUCTIVO**. Sacudidas ruinosas. Destrucción total de construcciones mal cimentadas. Caída de postes de tendidos eléctricos y ruptura de líneas telefónicas. Desprendimiento de marquesinas y anuncios sobre fachadas de edificios. Pánico general entre la población. Se producen víctimas debido a derrumbes o caídas de objetos y cristales de los edificios.
IX.	**FUERTEMENTE DESTRUCTIVO**. Sacudidas desastrosas. Derrumbe de algunos edificios mal construidos, y daños generalizados en todas las construcciones quedando gran parte inutilizable (50% de los edificios). Caída de postes de tendidos eléctricos y de teléfonos, caída de farolas de alumbrado, vallas y árboles. Pánico general y terror entre bastantes habitantes. Gran número de víctimas debido a derrumbes y caídas de objetos y desprendimientos en edificios y construcciones. Los vehículos estacionados se mueven solos y es imposible conducir un vehículo en movimiento. Fracturas en el pavimento de calles y carreteras, caída de algunos puentes.
X.	**RUINOSO**. Sacudidas muy desastrosas. Destrucción general con derrumbes de edificios bien construidos (75% de los edificios). Grietas en la tierra. Destrucción de pavimentos con aparición de ondulaciones y grietas, desmoronamientos y derrumbes en las laderas de cerros o montañas, caída de puentes sobre ríos. Fracturas de muros de contención de presas. Las vías de ferrocarril se pueden salir de sus alojamientos. Se pueden romper conducciones de gas y de agua. Terror generalizado entre la población, prácticamente toda la población es víctima de heridas y gran parte pierde la vida.
XI.	**CATASTROFICO**. Destrucción total de construcciones, modificación de lechos de niveles del terreno, grandes desprendimientos en laderas de montañas o cerros y grandes grietas en el piso. Destrucción de redes sanitarias y canales. En las carreteras, los coches y los camiones son lanzados de la carretera y los trenes descarrilan. Quedan pocos sobrevivientes.

XII.	**TOTALMENTE CATASTROFICO**. Es una sacudida que destruye todo cuanto existe en la superficie. Con esta intensidad, se producen tremendas transformaciones topográficas, ya que se desplazan capas enteras de terreno, provocando grietas enormes que se pueden volver a cerrar de inmediato. Los ríos pueden salirse de sus cauces y desaparecer incluso los lagos pequeños. Las montañas pueden derrumbarse parcialmente y modificar su fisonomía.

Tabla 6. Comparativa entre escalas de Richter y Mercalli y sus efectos.

Magnitud (Richter)	Intensidad (Mercalli.M.)	Energía (TNT)	Efectos
< = 3	I-II	Menos de 181 Kg.	Apenas perceptible.
> 3 - 4	II - III	Hasta 6 Tm.	Se siente una vibración como la del paso de un camión cercano.
> 4 - 5	IV - V	Hasta 200 Tm.	Pequeños objetos se vuelcan. Gente durmiendo se despierta.
> 5 - 6	VI - VII	Hasta 6.270 Tm.	Dificultad para mantenerse en pie. Daños en construcciones.
> 6 - 7	VII - VIII	Hasta 100.000 Tm.	Pánico general. Destrucción de algunos edificios.
> 7 - 8	IX - XI	Hasta 6.270.000 Tm.	Destrucción masiva. Grandes deslizamientos.
> 8 - 9	XI - XII	Hasta 200.000.000 Tm.	Destrucción total. Cambios en el perfil del terreno.

Epidemiologia.

La vigilancia epidemiológica es un proceso que para la determinación de lo que está pasando, lo que ha pasado y lo que le puede pasar a la población.

A priori, en el proceso de emergencia, tendrá de ser una evaluación epidemiologia muy rápida, con el fin de estimar los factores que nos indiquen la magnitud del suceso, las necesidades sanitarias y otras necesidades que puedan influir en materia de salud.[6]

Como norma general el flujo de los datos procedentes de la vigilancia son: [21]

- Recolección.
- Análisis
- Interpretación.

Hay diferenciados tres subsistemas de vigilancia epidemiológica:[21]

- Vigilancia de la morbilidad. Trabajando sobre el grupo de enfermedades y/o patologías seleccionadas.
- Vigilancia de laboratorio. Donde se controlaran agentes etiológicos.
- Vigilancia medioambiental. Donde se vigilan animales, alimentos y contaminantes ambientales (agua, aire y suelo).

4.1. Objetivos de la vigilancia epidemiologia en desastres.

La vigilancia de la salud pública en desastres es un proceso de observación continuo de una patología o enfermedad o padecimiento en una población y durante un periodo de tiempo, también han de observarse factores de riesgo y de indicadores de alarma. (21)

En el caso de la situación de desastre que es un terremoto, se trata de un proceso puntual, sobre las patologías y enfermedades definidas más abajo en un tiempo que va desde la "hora cero"[c] hasta que la comunidad recupera un alto grado de normalidad y funcionamiento comparativamente con su situación previa al desastre.

Estos son los objetivos de la vigilancia epidemiológica en desastres:

- Evaluar la magnitud del impacto en la salud a nivel comunitario e individual.
- Identificar la población en riesgo o población diana.
- Determinar los problemas de salud de la población afectada y seguir su tendencia
- Detectar brotes o epidemias de manera temprana.
- Proponer y promover medidas de prevención y control adecuadas a las necesidades y problemas identificados.

---

[a] La hora cero (del alemán Stunde Null), es un término para indicar el comienzo de alguna operación o evento militar. Históricamente, Stunde Null se refiere a la capitulación del gobierno Nazi el 8 de mayo de 1945 a la media noche, marcando el fin de la Segunda Guerra. Al periodo que inmediatamente le sigue a este momento se la llama "Nachkriegszeit", (tiempo después de la guerra). Coloquialmente se ha heredado este término militar al entorno de la asistencia al desastre, haciendo referencia a la hora en que empezó el desastre.

4.2. Análisis epidemiológico de los terremotos.

Los terremotos son fenómenos geológicos en los que se produce como ya hable antes una sacudida brusca del terreno debido a un movimiento de las placas tectónicas. En las uniones de estas placas tectónicas. Por lo que es fácil pensar que donde ha habido terremotos puede volver a haberlos.(21)

En terremotos hemos de vigilar la morbilidad de las siguientes enfermedades y condiciones trazadoras.

- Traumatismos severos y leves: Fracturas, contusiones.
- Lesiones en piel: Heridas, quemaduras.
- Intoxicaciones por CO, humos u otros gases.
- Salud mental: Irritabilidad, Trastornos Ansiosos, Depresivos, Conductas Violentas.
- Enfermos crónicos por descompensación.
- Infecciones respiratorias agudas.
- Mordeduras de animales.
- Brotes o epidemias.
- Ectoparasitosis: Escabiosis, Pediculosis.
- Otras enfermedades endémicas del lugar.

Debido a la interrupción de los servicios básicos de salud y de suministros, se pueden generar una serie de riesgos ambientales que requerirán de vigilancia y seguimiento.

- Agua segura
- Eliminación sanitaria de excretas
- Manejo de basuras
- Eliminación sanitaria de aguas servidas
- Seguridad alimentaria

4.3. Análisis epidemiológico de los maremotos.

Teniendo en cuenta que después de un terremoto en zonas costeras puede sobrevenir el tsunami o maremoto, habrá que tenerlo en cuenta vigilando la morbilidad de las siguientes enfermedades así como las condiciones trazadoras: [21]

- Traumatismos: Fracturas, contusiones.
- Lesiones de piel: Heridas.
- Enfermedades digestivas y zoonóticas: Diarreas; Hepatitis A; Fiebre Tifoidea; Shigellosis; Leptospirosis.
- Infecciones respiratorias agudas.
- Salud mental: Irritabilidad, Trastornos Ansiosos y Depresivos.
- Brotes o epidemias.
- Enfermos crónicos por descompensación.
- Ectoparasitosis: Escabiosis, Pediculosis.
- Otras enfermedades endémicas del lugar.

No hay mucha diferencia con las del terremoto, salvo que no se contemplan las mordeduras de animales, las intoxicaciones por gases ni las quemaduras.

También en los maremotos y debido a la interrupción de los servicios básicos de salud y los servicios, se pueden generar riesgos ambientales que requerirán la vigilancia y el seguimiento.

- Agua segura.
- Eliminación sanitaria de excretas.
- Manejo de basuras.
- Eliminación sanitaria de aguas servidas.
- Seguridad alimentaria.
- Fuentes de agua con excretas humanas y animales.

4.4. *Paciente atrapado o soterrado.*

Quiero recalcar que el temblor del suelo no causa muertes ni heridos, es necesario que el temblor cause daños a estructuras produciendo derrumbes parciales o totales, desprendimientos, roturas de cristales, caída de muebles, incendios por rotura de conductos[d] de servicio. (22)

Entre estas caídas de objetos o edificaciones vamos a encontrar al paciente atrapado ya aunque el paciente atrapado es el prototipo de paciente comúnmente asociado a los terremotos, no es el paciente mas asistido por los sistemas de asistencia sanitaria externa, pues cuando la ayuda externa o internacional llega a la zona, los medios locales ya los han rescatado. Aun y así es conveniente mencionar levemente la fisiopatología del atrapado y las causas de su muerte. (8)

También son peligrosas para la salud las situaciones tumultuosas generadas por el pánico.

No obstante, la mortalidad y morbilidad aumenta considerablemente entre las personas que están bajo techo durante el temblor con respecto a las que están al descubierto.

Entre estas personas que se encuentran bajo techo, podemos definir tres procesos de muerte:(22)

---

[d] Conducciones de cables eléctricos y conductos de gas, etc...

1. **Muerte instantánea** producida por:
    - Aplastamiento, lesionando cabeza y/o tórax.
    - Hemorragia en grandes vasos por cizallamiento de grandes vasos
    - Ahogamiento por situaciones anexas al seísmo (Maremotos).
2. **Muerte rápida,** en minutos u horas, debida a:
    - Insuficiencia respiratoria por compresión torácica o abdominal.
    - Insuficiencia respiratoria por inhalación de polvo
    - Hemorragias de moderada pérdida.
    - Hipotermia.
3. **Muerte retardada en días,** a consecuencia de:
    - Deshidratación.
    - Hipotermia.
    - Hipertermia.
    - Síndrome compartimentar por aplastamiento.
    - Infecciones y sepsis.

Puesto que este texto está sujeto temporalmente a partir de las 24 horas desde la "hora cero" es en la muerte retardada en la que nos centraremos. Así pues una parte importante del trabajo en esas primeras horas será la de rescate a atrapados, puesto que durante esas primeras horas todavía pueden encontrarse atrapados entre los escombros.

Unos ejemplos de las dimensiones de trabajo que nos encontramos son por ejemplo el terremoto sucedido en Armenia 1999 en el que más de 40.000 personas quedaron atrapadas bajo los escombros. (22)

Se estima que un 50% de las personas atrapadas todavía sobreviven entre las dos a seis horas. Y no cabe duda que, cuanto más tiempo pasen bajo los escombros, menor será la probabilidad de encontrar supervivientes. Pero ha habido casos en los que se han encontrado personas hasta 17 días después del seísmo.

El BBC Mundo publicó el 10 de Mayo de 2013 el caso de una superviviente que permaneció bajo los escombros de 17 días. (23)

4.5. Gestión del área Sanitaria.

Cuando se piensa en la asistencia sanitaria en desastres a personas que se encuentran en una grave situación de necesidad podemos pensar en dos formas de hacer asistencia en la catástrofe:

1. Asistencia en los centros sanitarios existentes.
2. Asistencia en zonas de alta incidencia.

Podremos utilizar estructuras existentes, no dañadas o montar estructuras en tiendas de campaña o recintos acondicionados. Es importante recalcar, que tras un terremoto, puede haber replicas de este que puedan tirar edificios que quedaron en pie. Y aún no habiendo riesgo la población puede ser reticente a la hora de entrar en edificios por miedo a repetir vivencias desagradables.

Dependiendo de una de estas dos formas, podemos encontrarnos con que tenemos muchas posibilidades de asistencia o por el contrario tenemos pocas. Si no tenemos demasiadas posibilidades habrá que tener un centro útil de referencia para poder trasladar a los pacientes a los que no les podamos dar una asistencia adecuada.

Diseño de célula sanitaria.

Hay que tener en cuenta las formas de acceso o los tipos de vehículos que pueden llegar al centro sanitario.

Por ejemplo, es conveniente tener en cuenta, si los pacientes llegan por su propio pie y con los pies llenos de barro, la puerta tendrá que estar dotado de un felpudo, pediluvio u otro sistema de limpieza

para pies, o por el contrario un sistema de limpieza del área sanitaria más recurrente.
Si los pacientes llegan en animales de carga tipo equinos, sería interesante contar con un are para tal efecto. De no ser así, es fácil pensar que la entrada se convertirá en un foco de infección debido a las heces de los animales.
Si hay posibilidades de acceso al centro con ambulancias, sería muy interesante contar con un acceso exclusivo para estos vehículos, que presumiblemente puede necesitar llegar con premura.
Si hay posibilidad de acceso aerotransportado de heridos, será necesario que puedan tomar tierra en condiciones de seguridad aceptables para la aeronave, personas circundantes, y el propio centro sanitario.

Estructura interna.

Sin duda alguna, la estructura interna ha de estar diseñada acorde a las necesidades de los pacientes y a las posibilidades del centro sanitario, puesto que se trata de una situación excepcional y con un tiempo de maniobra muy corto, debido a que la evaluación de la situación ha sido muy rápida para una inmediata puesta en marcha.
Con los datos de la epidemiologia mencionados habrá que tener un área de curas más grande que el resto, así como una zona para aerosoles y oxigenoterapia. Un área de traumatología, que podría constar de una zona de yesos y una de rayos[e]. Un área de ginecostetricia y materno infantil que puede ser mayor o menor

[e] Una maquina que hiciera radiografías no siempre es posible ante la falta de energía eléctrica o la precariedad del centro sanitario.

dependiendo de múltiples factores sociológicos, culturales y religiosos. Un área de tratamiento del síndrome coronario agudo[f] o un centro útil de referencia en esta patología.

Circunstancias externas.

Es necesario que en una situación de catástrofe, seamos capaces de cambiar la estructura y el tipo de asistencia. Pues hay detalles que se nos van a escapar de la catástrofe. Puesto que muchos datos son estimativos y en base a la epidemiologia eta basada en estudios con sesgos importantes.[(6)]

El trabajo se centra en la asistencia a los afectados de un terremoto a partir de las 24 horas del sismo, momento en el que empezarían a llegar la ayuda internacional.[(8)]

La patología más emergente incidirá en la población hasta las 72 horas, por lo que es hasta este punto hasta donde este texto pretende llegar. Sin prejuicio en que después de este momento no se presenten patologías graves, ni que dentro del periodo marcado se presenten patologías más vánales, pero la curva de la incidencia emergente comenzará a descender a partir de este momento.[(8)]

La valoración de enfermería se ha hecho en base a la prevalencia e incidencia a los datos epidemiológicos referidos. Por lo que podemos esperar este tipo de pacientes en esos momentos, sin prejuicio de que habrá con seguridad patología banal en este periodo. Y de igual manera, habrá patología emergente fuera de él.

[f] Dependiendo de la fase en la que se encuentre este síndrome puede necesitar múltiples tratamientos.

4.6. Triage o clasificación de víctimas.

Triage, del francés "trier"; escoger, clasificar u ordenar, extrapolado a la asistencia sanitaria civil, trata de priorizar la asistencia, dando un orden de prioridad en función al pronóstico del paciente.[(24)]

Hay muchos métodos de triage,[g] en función de la formación del personal, del material disponible y del entorno el triage estará marcado por unos objetivos diferentes y en función de ellos habrá variaciones en los métodos.

El primer triage se realiza en la recepción del centro sanitario. Los métodos que más se adaptan al profesional de enfermería es el método START, el MRCC y Manchester, estando recomendados estos por su valoración hemodinámica sencilla.[(25)]

En los gráficos 6 y 7 se muestran dos ejemplos de métodos de triage START y T-RTS respectivamente.

Además de la gravedad de las lesiones que nos van a definir los sistemas de triage, el profesional de enfermaría tendrá que definir sus necesidades e indicar el destino dentro del centro sanitario.[h]

En cada caso habrá que definir el triage más adecuado, pero como característica fundamental, es que el método de triage ha de ser sencillo para no perderse en complicados algoritmos.[(25)]

[g] SHORT, TSR T-RTS, START, MRCC, etc...

[h] Área de curas, quirófano, ginecobstetricia, oxigenoterapia, etc...

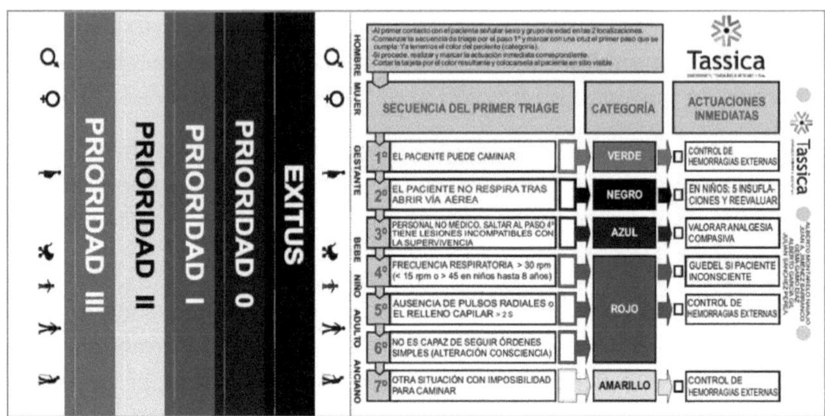

Gráfico 9.Tarjeta de de triage Tassica2® con esquema del triage START.(32)

SCORE TOTAL: Suma de las puntuaciones de FR + TaS + CGS

FRECUENCIA RESPIRATORIA	
10 a 29	4
> de 29	3
6 a 9	2
1 a 5	1
0 (no respira)	0

TENSIÓN SISTÓLICA	
90 o más	4
76 a 89	3
50 a 75	2
1 a 49	1
0 (sin pulso)	0

CGS (GLASGOW)	
13 a 15	4
9 a 12	3
6 a 8	2
4 a 5	1
3 (sin respuesta)	0

SCORE T-RTS	12	11	10	9	8	7	6	5	4	3	2	1	0
SEGUNDO TRIAGE (matizado por lesiones)	II	I	I	I	I	I	I	I	I	I	0	0	EXITUS
	III	II									I	I	0
% Superviencia	99	96	87	76	66	63	63	45	33	33	28	35	4

Gráfico 10. TRIAGE-Revised Trauma Score (T-RTS).(32)

4.7. *Valoración del desastre y tipología de pacientes.*

Como norma general se sabe que los desastres afectan más a los países con menor nivel de desarrollo. Esto es debido al bajo grado de preparación, a una reducida capacidad de respuesta.[8] Sabiendo esto y teniendo el dato de la intensidad y el grado de vulnerabilidad, se puede estimar la magnitud del seísmo, no partiendo de cero en la primera valoración.

En la fase de emergencia, ha de hacerse una valoración rápida, adecuada y suficiente de las necesidades de la comunidad afectada.

Las actividades propuestas tienen que estar ajustadas a evidencias científicas, puestas en marcha por equipos formados y entrenados adecuadamente y gestionadas con un nivel de coordinación óptimo, con el fin de optimizar los recursos al máximo.[8]

Con el fin de iniciar procesos de autocuidado, es necesario implicar a la población afectada, pues lo más habitual, es que durante los procesos de rescate se generen sentimientos de solidaridad entre los y sean los primeros en ofrecer su colaboración para asistir a sus vecinos y familiares.[5]

La experiencia nos dice que es preferible prestar la asistencia a la emergencia cuando hay solicitud local expresa, y de esa manera ponernos a su servicio, y de esta manera evitar generar duplicar servicios.[8]

Comparado con otros campos de la ciencia biomédica, la epidemiologia en desastres cuenta con un escaso número de estudios epidemiológicos. Además, la inestabilidad de los momentos hace que la metodología no sea la más adecuada para un correcto seguimiento de los casos. Por estos motivos es posible encontrar controversias en materia de epidemiologia en desastres. Los efectos en materia de salud de los terremotos van a ser: [8]

- Lesiones traumáticas
- Procesos transmisibles
- Problemas de salud Mental
- Enfermedades crónicas que se quedan sin suministro de medicamentos
- Salud Materno-infantil.

Factores asociados al daño.[8]

- Vulnerabilidad de la población.
- Magnitud e intensidad.
- Distancia al epicentro.
- Características geológicas.
- Hora de ocurrencia (peor de noche y en invierno).
- Tipos de construcción.
- Factores generados por el hombre.
- Factores naturales (deslizamientos, réplicas, meteorología adversa,...).
- Factores demográficos.
- Comportamiento de la población.
- Tiempo de asistencia y rescate prolongado.

Factores asociados al daño.[8]

- Atrapamiento.
- Enfermedades crónicas.
- Mayores de 60 años y niños entre 6 y 9 años.

Mortalidad:[8,27]

- Asfixia (50%).
- Lesiones por aplastamiento (12%).
- Quemaduras y lesiones por inhalación (12%).
- Lesiones directas (8%).
- Trauma Craneal (3%).
- Shock hipovolémico (2%).
- Trauma abdominal y torácico (2%).

Morbilidad:

Patología traumática (más del 75%): Contusiones, laceraciones, amputaciones y fracturas.

- Principalmente debido a caída de paredes.
- Predominan las lesiones en principio leves en extremidades inferiores y cabeza, pero con alta tasa de infección.
- Menos del 10% requerirán cirugía mayor. Casos aislados de lesión medular.

Patología no traumática:

- Infecciones respiratorias secundarias a la inhalación de polvo.

- Hiperactividad bronquial por polvo.
- Edema de pulmón secundario a la inhalación de polvo.
- Complicaciones en patologías crónicas. Soluciones logísticas y asistenciales.
- Aumento del 50% del Síndrome Coronario Agudo en los 3 días posteriores (sobre todo el 3º).
- Aumento de partos normales, partos prematuros y abortos en los días posteriores.
- Estrés con tres veces mas frecuencia en mujeres, trastornos de ansiedad, estrés postraumático y depresión.

El paciente atrapado.[8]

- Poco frecuente proporcionalmente.
- Rescatado principalmente con medios locales rudimentarios.
- Aproximación verbal.

5. El proceso de enfermería.

El proceso de enfermería es un método sistematizado que consta de varias fases y se utiliza para planificar cuidados en salud de forma individual o colectiva, en este caso colectiva.[26]

Paso 1º. Valoración de enfermería.

La valoración es un proceso de gran importancia para conocer la respuesta de individuos y comunidades a los problemas de salud y los procesos vitales, reales o potenciales que pueden ser tratados por profesionales de enfermería.[26]

El proceso de valoración sigue sistemáticamente un plan de recogida de información para su posterior interpretación con intención de tomar decisiones en el área competencial de los cuidados del paciente.[26]

Con la epidemiologia de los terremotos, se realizó la valoración de enfermería por Patrones Funcionales de Marjory Gordon. Identificando los diagnósticos de enfermería más prevalentes. Seguidamente se ha hecho una lista más reducida de diagnósticos priorizando los que ponen la vida del paciente en mayor riesgo.

Se ha elegido la valoración por patrones funcionales de Marjory Gordon por que pueden ser adaptados a cualquier ámbito, tanto en atención especializada como atención primaria y atención comunitaria.[26]

Los Patrones Funcionales de Marjory Gordon son una configuración artificial y estructurada de comportamiento humano común, deben ser entendidos de forma conjunta y valorada de forma aislada. Algunos patrones pueden compartir información y ciertos datos pueden estar presentes en más de un patrón, no siendo necesaria la redundancia de registro.

Los diagnósticos enfermeros, intervenciones y criterios de resultado desarrollados a lo largo del plan de cuidados están basado según las taxonomías propuestas de los libros de la NANDA (North American Nursing Diagnosis Association), NIC (Nursing Interventions Classification) y NOC (Nursing Outcomes Classification) respectivamente y bajo los patrones funcionales de Marjory Gordon.[26]

PATRÓN 1. PERCEPCIÓN DE LA SALUD.

Comunidad azotada por desastre natural de origen sísmico de gran magnitud y como consecuencia hay de un gran número de fallecimientos y grandes pérdidas económicas así como una notable merma de los servicios públicos e infraestructuras.[5]

La comunidad tiene una percepción de falta de salud con grandes pérdidas de vidas humanas.

Los hábitos higiénicos están completamente desatendidos debidos a las tareas de desescombro generalizados entre la población.

Los sistemas sanitarios pueden estar inservibles y los acceso a los mismos por carretera parcial o totalmente cortados.

La percepción de la salud por parte de la comunidad posiblemente no sea buena debido a número de fallecimientos y desapariciones producidas en la comunidad.

Probablemente y debido a las situación de emergencia, la comunidad está conmocionada, preocupada en labores de rescate a sus familiares, descuidando su propia salud

PATRÓN POTENCIALMENTE DISFUNCIONAL.

PATRÓN 2. NUTRICIONAL-METABOLICO.

No es probable encontrar deshidrataciones en el periodo en el que este texto se centra. Pero en base a la epidemiologia existente, al valorar la piel se pueden observar heridas y lesiones cutáneas. [8,27]

PATRÓN PROBABLEMENTE DISFUNCIONAL.

PATRÓN 3. ELIMINACIÓN.

Se pueden encontrar procesos de sudoración profusa derivados de las tareas de rescate aunque no se han encontrado registros epidemiológicos en los que se hallen evidencias de trastornos de salud importantes.[5]

PATRÓN PROBABLEMENTE FUNCIONAL.

PATRÓN 4. ACTIVIDAD Y EJERCICIO.

Se podría dar reacciones derivadas del estrés relacionadas con síndromes coronarios, generando alteraciones que pusieran en peligro la vida un alto porcentaje de personas de la colectividad. Pudiendo llegar a tener hasta un 50% más de SCA de lo habitual. [8,27]

Se podrían registrar problemas respiratorios de origen no infeccioso, relacionados con la inhalación de polvo. Estos problemas podrían ser; edemas de pulmón, irritabilidad bronquial, que podrían generar una infección secundaria.[8,27]

PATRÓN POTENCIALMENTE DISFUNCIONAL.

PATRÓN 5. SUEÑO- DESCANSO.

Los lugares de descanso de la población han podido ser destruidos por el seísmo. Por lo que, de momento, y los habatos culturales interrumpidos.

No pudiendo conciliar el sueño correctamente, por el estrés y ansiedad, las labores de rescate y desescombro que la comunidad está llevando a cabo.
PATRÓN POTENCIALMENTE DISFUNCIONAL.

PATRÓN 6. COGNITIVO-PERCEPTUAL.

Es posible que haya personas en situación de shock (psicológicamente hablando) por el suceso y no se encuentren con posibilidad para la toma de decisiones y que no puedan responder a preguntas sencillas. Pero la estadística dice que serian pocos casos. [8]
PATRÓN POTENCIALMENTE DISFUNCIONAL

PATRÓN 7. AUTOPROTECCIÓN- AUTOCOMCEPTO.

Dada la tesitura del momento, la comunidad no centra su atención en estas valoraciones y epidemiológicamente no se han descrito situaciones de este tipo salvo situaciones de estrés por los hechos recientes que se pueden manifestar de múltiples maneras. [8,27]
PATRÓN POTENCIALMENTE FUNCIONAL.

PATRÓN 8. ROL- RELACIONES

Patrón claramente alterado, por la pérdida de familia y/o grupo social a nivel parcial o incluso total. Comunidad diezmada por el desastre. Presentándose casos de procesos de duelo y duelo complicado.[26]
PATRÓN POTENCIALMENTE DISFUNCIONAL.

PATRÓN 9. SEXUALIDAD Y REPRODUCCIÓN.

Puede haber alteraciones del ciclo menstrual derivado del estrés postraumático.

Reducción del acceso a los métodos anticonceptivos por parte de la población.

Se produce un aumento considerable partos normales, partos prematuros y abortos en los días posteriores.[8,27]

PATRÓN POTENCIALMENTE DISFUNCIONAL.

PATRÓN 10. ADAPTACIÓN Y TOLERANCIA AL ESTRÉS.

Situaciones recurrentes en la comunidad con tres veces más frecuencia en mujeres, aunque no carente en hombres y manifestado por trastornos de ansiedad, estrés postraumático y depresión.[8,27]

PATRÓN POTENCIALMENTE DISFUNCIONAL.

PATRÓN 11. VALORES Y CREENCIAS.

No se ha encontrado documentación al respecto de este patrón, no obstante es importante tener en cuenta que puede haber religiones, costumbres y/o creencias que limiten con los cuidados de enfermería o con técnicas terapéuticas. Pero para el caso que se describe no ha podido ser valorado.

Paso 2º. Diagnósticos y priorización enfermera.

Los siguientes diagnósticos enfermeros, intervenciones y criterios de resultado desarrollados a lo largo del plan de cuidados están basado según las taxonomías propuestas de los libros de la NANDA (North American Nursing Diagnosis Association), NIC (Nursing Interventions Classification) y NOC (Nursing Outcomes Classification) respectivamente y bajo los patrones funcionales de Marjory Gordon.[28,29,30]

DOMINIO 3 ELIMINACIÓN E INTERCAMBIO

Secreción y excreción de los productos corporales de desecho.

Clase 4 Función respiratoria Proceso de intercambio de gases y eliminación de los pro ductos finales del metabolismo.

00030 Deterioro del intercambio de gases.

00031 Limpieza ineficaz de fas vías aéreas.

00033 Deterioro de la ventilación espontánea.

DOMINIO 4 ACTIVIDAD/REPOSO

Producción, conservación, gasto o equilibrio de los recursos energéticos.

Clase 2 Actividad/ejercicio Movimiento de partes del cuerpo (movilidad), hacer un trabajo o llevar a cabo acciones frecuentemente (pero no siempre) contra resistencia.

00085 Deterioro de la movilidad física.

00091 Deterioro de la movilidad en la cama.

00089 Deterioro de la movilidad en silla de ruedas.

00090 Deterioro de la habilidad para la traslación.

00088 Deterioro de la ambulación.

Clase 4 Respuestas cardiovasculares/pulmonares Mecanismos cardiovasculares que apoyan la actividad/reposo.

00029 Disminución del gasto cardíaco.

00033 Deterioro de la ventilación espontánea.

00032 Patrón respiratorio ineficaz.

00092 Intolerancia a la actividad.

00094 Riesgo de in tolerancia a la actividad.

00200 Riesgo de disminución de la perfusión tisular cardiaca.

00205 Riesgo de shock.

00206 Riesgo de sangrado.

DOMINIO 6 AUTOPERCEPCIÓN

Conciencia del propio ser.

Clase 2 Autoestima Valoración de la propia valía, capacidad, trascendencia y éxito.

00120 Baja autoestima situacional.

00153 Riesgo de baja autoestima situacional.

DOMINIO 7 ROL/RELACIONES

Conexiones y asociaciones positivas y negativas entre personas o grupos de personas y los medios por los que se demuestran tales conexiones.

Clase 1 Roles de cuidador Patrones de conducta socialmente esperados de las personas que brindan cuidados sin ser profesionales de la salud.

00106 Lactancia materna eficaz.

00104 Lactancia materna ineficaz.

00105 Interrupción de la lactancia materna.

DOMINIO 8 SEXUALIDAD

Identidad sexual, función sexual y reproducción.

Clase 3 Reproducción.

00209 Riesgo de alteración de la díada materno-fetal

00221 Proceso de maternidad ineficaz

00208 Disposición para mejorar el proceso de maternidad

00227 Riesgo de proceso de maternidad ineficaz.

DOMINIO 9 AFRONTAMIENTO/TOLERANCIA AL ESTRÉS

Forma de hacer frente a los acontecimientos/procesos vita les.

Clase 1 Respuesta postraumática Reacciones tras un trauma físico o psicológico.

00141 Síndrome postraumático.

00145 Riesgo de síndrome postraumático.

Clase 2 Respuestas de afrontamiento El proceso de gestionar el estrés del entorno.

00148 Temor.

00146 Ansiedad.

00172 Riesgo de duelo complicado.

00177 Estrés por sobrecarga.

00188 Tendencia a adoptar conductas de riesgo para la salud.

00136 Duelo.

00135 Duelo complicado.

00210 Deterioro de la capacidad de recuperación personal.

00211 Riesgo de compromiso de la capacidad de recuperación personal.

00212 Disposición para mejorar la capacidad de recuperación personal.

DOMINIO 10 PRINCIPIOS VITALES

Principios que subyacen en la conducta, pensamiento y conductas sobre los actos, costumbres o instituciones contempladas como verdaderas o poseedoras de un valor intrínseco.

Clase 1 Valores Identificación y jerarquización de los modos de conducta preferid os o estados fin ales.

00185 Disposición para mejorar la esperanza.

Clase 3 Valores/creencias/congruencia de las acciones La congruencia o equilibrio logrado entre los valores, las creencias y las acciones.

00066 Sufrimiento espiritual.

00067 Riesgo de sufrimiento espiritual.

00170 Riesgo de deterioro de la religiosidad.

00169 Deterioro de la religiosidad.

00171 Disposición para mejorar la religiosidad.

DOMINIO 11 SEGURIOAD/PROTECCIÓN

Ausencia de peligro, lesión física o trastorno del sistema inmunitario, prevención de las pérdidas y preservación de la protección y seguridad.

Clase 1 Infección Respuestas del huésped tras una invasión por gérmenes patógenos.

00004 Riesgo de infección.

00186 Disposición para mejorar el estado de inmunización

Clase 2 Lesión física Lesión o daño corporal.

00045 Deterioro de la mucosa oral.

00035 Riesgo de lesión.

00087 Riesgo de lesión postural perioperatoria.

00038 Riesgo de traumatismo.

00046 Deterioro de la integridad cutánea.

00047 Riesgo de deterioro de la integridad cutánea.

00044 Deterioro de la integridad tisular.

00036 Riesgo de asfixia.

00039 Riesgo de aspiración.

00031 Limpieza ineficaz de las vías aéreas.

00086 Riesgo de disfunción neurovascular periférica.

00043 Protección ineficaz.

00156 Riesgo de síndrome de muerte súbita del lactante.

00213 Riesgo de traumatismo vascular.

Clase 3 Violencia. Empleo de una fuerza o poder excesivos de modo que provoque lesión o abuso.

00138 Riesgo de violencia dirigida a otros.

00140 Riesgo de violencia auto dirigida.

00150 Riesgo de suicidio.

Clase 4 Peligros del entorno Fuentes de peligro en el medio ambiente.

000 37 Riesgo de intoxicación.

00180 Riesgo de contaminación.

00 181 Contaminación.

Clase 6 Termorregulación Procesos fisiológicos de regulación de calor y la energía dentro del cuerpo con el objeto de proteger el organismo.

00005 Riesgo de desequilibrio de la temperatura corporal.

00008 Termorregulación ineficaz.

00006 Hipotermia.

00007 Hipertermia.

DOMINIO 12 CONFORT

Sensación de bienestar o comodidad física, mental y/o social.

Clase 1 Confort físico Sensación de bienestar o comodidad y/o ausencia de dolor.

00132 Dolor agudo.

DOMINIO 13 CRECIMIENTO/DESARROLLO

Aumento de las dimensiones físicas, maduración de los órganos y sistemas o logro de las tareas de desarrollo acordes con la edad.

Clase 1 Crecimiento Aumento de las dimensiones físicas o madurez de los sistemas corporales.

00101 Deterioro generalizado del adulto.

Priorización de diagnósticos.

[28,29,30] *Teniendo hecha la valoración y la lista de diagnósticos enfermeros, el siguiente paso es tratar de abarcar los que son más prioritarios y pueden repercudir en la vida de los pacientes de la comunidad.*

Existiendo diagnósticos parecidos que pudieran estar en varios patrones, no es necesario repetirlos en ambos, pues supondría una sobrecarga temática innecesaria.

Se han encontrado 10 diagnósticos de mayor importancia, y son los que se van a desarrollar en las siguientes fases.

DOMINIO 3 ELIMINACIÓN E INTERCAMBIO

Secreción y excreción de los productos corporales de desecho.

***Clase* 4** *Función respiratoria* Proceso de intercambio de gases y eliminación de los productos finales del metabolismo.

00030 Deterioro del intercambio de gases.

00031 Limpieza ineficaz de fas vías aéreas.

00033 Deterioro de la ventilación espontánea.

DOMINIO 4 ACTIVIDAD/REPOSO

Producción, conservación, gasto o equilibrio de los recursos energéticos.

***Clase* 4** *Respuestas cardiovasculares/pulmonares* Mecanismos cardiovasculares que apoyan la actividad/reposo.

00029 Disminución del gasto cardíaco.

00032 Patrón respiratorio ineficaz.

DOMINIO 8 SEXUALIDAD

Identidad sexual, función sexual y reproducción.

Clase 3 Reproducción.

00221 Proceso de maternidad ineficaz

DOMINIO 11 SEGURIOAD/PROTECCIÓN

Ausencia de peligro, lesión física o trastorno del sistema inmunitario, prevención de las pérdidas y preservación de la protección y seguridad.

***Clase* 1** *Infección* Respuestas del huésped tras una invasión por gérmenes patógenos.

00004 Riesgo de infección.

***Clase* 2** *Lesión física* Lesión o daño *corporal.*

00035 Riesgo de lesión.

00046 Deterioro de la integridad cutánea.

DOMINIO 12 CONFORT

Sensación de bienestar o comodidad física, mental y/o social.

***Clase* 1** *Confort físico* Sensación de bienestar o comodidad y/o ausencia de dolor.

00132 Dolor agudo.

Paso 3º. Planificación de los cuidados de enfermería.

Tras revisar la epidemiologia referente al tipo de siniestro mencionada en la página 27 se presentan el conjunto de los diagnósticos que se pueden acomodar a lo que nos encontraríamos en el lugar.[28,29,30]

También se pueden ver los objetivos e intervenciones según NANDA.

Patrón 1. Percepción de la salud.

00004 **RIESGO DE INFECCION.**

NOC 1102 **CURACIÓN DE LA HERIDA: POR PRIMERA INTENCIÓN.**

NIC 3660 **CUIDADOS DE LAS HERIDAS.**

Patrón 2. Nutricional-Metabólico.

00046 **DETERIORO DE LA INTEGRIDAD CUTANEA.**

NOC 1102 **CURACIÓN DE LA HERIDA: POR PRIMERA INTENCIÓN.**

NIC 3660 **CUIDADOS DE LAS HERIDAS.**

NIC 6540 **CONTROL DE INFECCIONES.**

NOC 1103 **CURACIÓN DE LA HERIDA: POR SEGUNDA INTENCIÓN.**

NIC 6540 **CONTROL DE INFECCIONES.**

00030 **DETERIORO DEL INTERCAMBIO DE GASES.**

NOC 0402 **ESTADO RESPIRATORIO: INTERCAMBIO GASEOSO**

NIC 3390 **AYUDA A LA VENTILACIÓN**

NIC 3350 **MONITORIZACIÓN RESPIRATORIA**

NIC 3160 **ASPIRACIÓN DE LAS VÍAS AÉREAS**

00031 **LIMPIEZA INEFICAZ DE LAS VIAS RESPIRATORIAS.**

NOC 0403 **ESTADO RESPIRATORIO: VENTILACIÓN.**

NIC 3390 **AYUDA A LA VENTILACIÓN.**

NIC 3350 **MONITORIZACIÓN RESPIRATORIA.**

NIC 3160 **ASPIRACIÓN DE LAS VÍAS AÉREAS.**

00033 **DETERIORO DE LA VENTILACIÓN ESPONTÁNEA.**

NOC 0403 **ESTADO RESPIRATORIO: VENTILACIÓN.**

NIC 3390 **AYUDA A LA VENTILACIÓN.**

NIC 3350 **MONITORIZACIÓN RESPIRATORIA.**

NIC 3160 **ASPIRACIÓN DE LAS VÍAS AÉREAS.**

00032 **PATRÓN RESPIRATORIO INEFICAZ.**

NOC 0402 **ESTADO RESPIRATORIO: INTERCAMBIO GASEOSO.**

00029 **DISMINUCION DEL GASTO CARDIACO.**

NOC 0400 **EFECTIVIDAD DE LA BOMBA CARDIACA.**

NIC 4040 **CUIDADOS CARDIACOS.**

NIC 4044 **CUIDADOS CARDIACOS: AGUDOS.**

NIC 4254 **MANEJO DEL SHOCK: CARDÍACO.**

NIC 6200 **CUIDADOS EN LA EMERGENCIA.**

Patrón 6. Cognitivo-Perceptual.

00132 **DOLOR AGUDO.**

NOC 1605 **CONTROL DEL DOLOR.**

NIC 1400 **MANEJO DEL DOLOR.**

Patrón 9. Sexualidad y reproducción.

00221 **PROCESO DE MATERNIDAD INEFICAZ.**

NOC 0112 **ESTADO FETAL: DURANTE EL PARTO.**

NIC 6834 **CUIDADOS INTRAPARTO: PARTO DE ALTO RIESGO.**

NIC 6974 **REANIMACIÓN: NEONATO.**

Paso 4º. Ejecución de los cuidados de enfermería. Desarrollo.

En este apartado del documento se desarrollan los diagnósticos con sus objetivos e intervenciones exponiendo las características de los diagnósticos que pueden presentarse, así como los indicadores de los Objetivos (NOC) y las actividades correspondientes a las Intervenciones (NIC).[28,29,30]

Patrón 1. Percepción de la salud.

DIAGNOSTICO DE ENFERMERÍA:

00004 **RIESGO DE INFECCION**

DEFINICIÓN: Riesgo de ser invadido por organismos patógenos.

CARACTERÍSTICAS DE RIESGO.

- Aumento de la exposición ambiental a agentes patógenos (brotes).
- Defensas primarias inadecuadas: traumatismo tisular (p. ej., trauma, destrucción tisular).

NOC RELACIONADOS

NOC 1102 CURACIÓN DE LA HERIDA: POR PRIMERA INTENCIÓN

DEFINICIÓN: Magnitud de regeneración de células y tejidos posterior a un cierre intencionado.

INDICADORES

(110201) Aproximación cutánea.

(110202) Supuración purulenta.

(110203) Secreción serosa de la herida.

(110204) Secreción sanguinolenta de la herida.

(110205) Secreción serosanguinolenta de la herida.

(110206) Secreción sanguínea del drenaje.

(110207) Secreción serosanguinolenta del drenaje.

(110208) Eritema cutáneo circundante.

(110209) Edema perilesional.

(110210) Aumento de la temperatura cutánea.

(110211) Olor de la herida.

(110213) Aproximación de los bordes de la herida.

NIC RELACIONADOS

NIC 3660 CUIDADOS DE LAS HERIDAS

DEFINICIÓN: Prevención de complicaciones de las heridas y estimulación de su curación.

ACTIVIDADES

Extraer el material incrustado (astilla, garrapata, cristal, grava, metal), según sea necesario.

Aplicar un vendaje apropiado al tipo de herida.

Medir el lecho de la herida, según corresponda.

Limpiar con solución salina fisiológica o un limpiador no tóxico, según corresponda.

Administrar cuidados del sitio de incisión, según sea necesario.

Comparar y registrar regularmente cualquier cambio producido en la herida.

Ayudar al paciente y a la familia a obtener material.

Enseñar al paciente y a la familia los signos y síntomas de infección.

Patrón 2. Nutricional-Metabólico.

DIAGNOSTICO DE ENFERMERÍA.

00046 **DETERIORO DE LA INTEGRIDAD CUTANEA**

DEFINICIÓN: Alteración de la epidermis y/o la dermis.

CARACTERÍSTICAS DEFINITORIAS.

- Alteración de la superficie de la piel.
- Destrucción de las capas de la piel.
- Invasión de las estructuras corporales.

FACTORES EXTERNOS RELACIONADOS.

- Factores mecánicos (p.ej.: fuerzas de cizallamiento, presión, sujeciones).
- Sustancias químicas.
- Hipertermia.

NOC RELACIONADOS

NOC 1102 CURACIÓN DE LA HERIDA: POR PRIMERA INTENCIÓN

DEFINICIÓN: Magnitud de regeneración de células y tejidos posterior a un cierre intencionado.

INDICADORES

(110301) Granulación.

(110303) Secreción purulenta.

(110304) Secreción serosa.

(110305) Secreción sanguinolenta.

(110306) Secreción serosanguinolenta.

(110307) Eritema cutáneo circundante.

(110308) Edema perilesional.

(110312) Necrosis.

(110313) Costra.

(110315) Excavación.

(110322) Inflamación de la herida.

(110321) Disminución del tamaño de la herida.

NIC RELACIONADOS

NIC 3660 CUIDADOS DE LAS HERIDAS. Ya se definió con anterioridad.

DEFINICIÓN: Minimizar el contagio y transmisión de agentes infecciosos.

ACTIVIDADES

Distribuir la superficie correspondiente por paciente, según las directrices de los Centros para el Control y la Prevención de Enfermedades (CDC).

Limpiar el ambiente adecuadamente después de cada uso por parte de los pacientes.

Cambiar el equipo de cuidados del paciente según el protocolo del centro.

Aislar a las personas expuestas a enfermedades transmisibles.

Aplicar las precauciones de aislamiento designadas que sean apropiadas.

Mantener técnicas de aislamiento, apropiadas.

Limitar el número de las visitas, según corresponda.

Enseñar al personal de cuidados el lavado de manos apropiado.

Instruir al paciente acerca de las técnicas correctas de lavado de manos.

Ordenar a las visitas que se laven las manos al entrar y salir de la habitación del paciente.

Utilizar jabón antimicrobiano para el lavado de manos que sea apropiado.

Lavarse las manos antes y después de cada actividad de cuidados de pacientes.

Poner en práctica precauciones universales.

NOC RELACIONADOS

NOC 1103 **CURACIÓN DE LA HERIDA: POR SEGUNDA INTENCIÓN**

DEFINICIÓN: Magnitud de regeneración de células y tejidos posterior a un cierre intencionado.

INDICADORES

(110205) Secreción serosanguinolenta de la herida.

(110203) Secreción serosa de la herida.

(110202) Supuración purulenta.

(110204) Secreción sanguinolenta de la herida.

(110206) Secreción sanguínea del drenaje.

(110207) Secreción serosanguinolenta del drenaje.

(110208) Eritema cutáneo circundante.

(110209) Edema perilesional.

(110210) Aumento de la temperatura cutánea.

(110211) Olor de la herida.

(110213) Aproximación de los bordes de la herida.

(110214) Formación de cicatriz.

(110215) Contusión cutánea circundante.

NIC RELACIONADOS

NIC 6540 CONTROL DE INFECCIONES. Ya se definió con anterioridad.

Patrón 3. Eliminación.

Este patrón no se considera prioritario en el proceso de emergencia, por lo que no se tratará en el plan de cuidados. (8,27)

Patrón 4. Actividad y ejercicio.

DIAGNOSTICO DE ENFERMERÍA.

00030 **DETERIORO DEL INTERCAMBIO DE GASES**

DEFINICIÓN: Exceso o déficit en la oxigenación y/o eliminación de dióxido de carbono en la membrana alveolocapilar.

CARACTERÍSTICAS DEFINITORIAS.

- Disnea.
- Hipoxia.
- Hipoxemia.
- Hipercapnia.
- Gasometría arterial anormal.

NOC RELACIONADOS

NOC ESTADO RESPIRATORIO: INTERCAMBIO GASEOSO

DEFINICIÓN: Intercambio alveolar de CO2 y O2 para mantener las concentraciones de gases arteriales.

INDICADORES

(40203) Disnea en reposo.

(40211) Saturación de O_2.

(40213) Hallazgos en la radiografía de tórax.

NIC RELACIONADOS

NIC 3390 AYUDA A LA VENTILACIÓN

DEFINICIÓN: Estimulación de un esquema respiratorio espontáneo óptimo que maximice el intercambio de oxígeno y dióxido de carbono en los pulmones.

ACTIVIDADES

Mantener una vía aérea permeable

Colocar al paciente de forma que alivie la disnea.

Colocar al paciente de forma que se minimicen los esfuerzos respiratorios (elevar la cabecera de la cama y colocar una mesa encima de la cama en la que pueda apoyarse el paciente).

Fomentar una respiración lenta y profunda, cambios posturales y tos.

Utilizar técnicas divertidas para estimular la respiración profunda en los niños.

Administrar medicación adecuada contra el dolor para evitar la hipoventilación.

Iniciar y mantener el oxígeno suplementario, según prescripción.

Administrar medicamentos (broncodilatadores e inhaladores) que favorezcan la permeabilidad de vías aéreas y el intercambio de gases.

NIC 3350 MONITORIZACIÓN RESPIRATORIA

DEFINICIÓN: Recopilación y análisis de datos de un paciente para asegurar la permeabilidad de las vías aéreas y el intercambio gaseoso adecuado.

ACTIVIDADES

Vigilar la frecuencia, ritmo, profundidad y esfuerzo de las respiraciones.

Evaluar el movimiento torácico, observando la simetría, utilización de músculos accesorios y retracciones de músculos intercostales y supraclaviculares.
Observar si se producen respiraciones ruidosas, como estridor o ronquidos.
Monitorizar los patrones de respiración: bradipnea, taquipnea, hiperventilación, respiraciones de Kussmaul, respiraciones de Cheyne-Stokes, respiración apnéustica, Biot y patrones atáxicos.
Monitorizar los niveles de saturación de oxígeno continuamente en pacientes sedados (p. ej. SaO_2, SvO_2, SpO_2) siguiendo las normas del centro y según esté indicado.
Aplicar sensores de oxígeno continuos no invasivos (p. ej., dispositivos en el dedo, nariz, o frente), con sistemas de alarma apropiados en pacientes de riesgo (p. ej., obesos mórbidos, apnea obstructiva del sueño confirmada, antecedentes de problemas respiratorios que requieran oxigenoterapia, extremos de edad) siguiendo las normas del centro y según esté indicado.
Observar la ubicación de la tráquea.
Observar si hay fatiga muscular diafragmática (movimiento paradójico).
Vigilar las secreciones respiratorias del paciente.
Auscultar los sonidos respiratorios, observando las áreas de disminución/ausencia de ventilación y presencia de sonidos adventicios.
Determinar la necesidad de aspiración auscultando para ver si hay crepitación o roncus en las vías aéreas principales.

Observar los cambios de SaO_2, SvO_2 y CO_2 teleespiratorio y los cambios de los valores de gasometría arterial, según corresponda.

Anotar aparición, características y duración de la tos.

Comprobar la capacidad del paciente para toser eficazmente.

NIC 3160 ASPIRACIÓN DE LAS VÍAS AÉREAS

DEFINICIÓN: Extracción de secreciones de las vías aéreas mediante la introducción de una sonda de aspiración en la vía aérea oral, nasofaríngea o traqueal del paciente.

ACTIVIDADES

Determinar la necesidad de la aspiración oral y/o traqueal.

Hiperoxigenar con oxígeno al 100%, durante al menos 30 segundos mediante la utilización del ventilador o bolsa de reanimación manual antes y después de cada pasada.

Insertar una vía aérea nasal para facilitar la aspiración nasotraqueal, según corresponda.

Enseñar al paciente a realizar varias respiraciones profundas antes de la succión nasotraqueal y utilizar oxígeno suplementario, según corresponda.

DIAGNOSTICO DE ENFERMERÍA.

<u>00031 **LIMPIEZA INEFICAZ DE LAS VIAS RESPIRATORIAS.**</u>

DEFINICIÓN: Incapacidad para eliminar las secreciones u obstrucciones del tracto respiratorio para mantener las vías aéreas permeables.

CARACTERÍSTICAS DEFINITORIAS.

- Disnea.
- Ausencia de la tos.
- Cambios en la frecuencia respiratoria.

NOC RELACIONADOS

NOC 0403 **ESTADO RESPIRATORIO: VENTILACIÓN**

DEFINICIÓN: Movimiento de entrada y salida del aire en los pulmones.

INDICADORES

(40301) Frecuencia respiratoria.

(40310) Ruidos respiratorios patológicos.

(40331) Acumulación de esputos.

(40309) Utilización de los músculos accesorios.

NIC RELACIONADOS

NIC 3160 ASPIRACIÓN DE LAS VÍAS AÉREAS. Ya se definió con anterioridad.

NIC 3350 MONITORIZACIÓN RESPIRATORIA. Ya se definió con anterioridad.

NIC 3390 AYUDA A LA VENTILACIÓN. Ya se definió con anterioridad.

DIAGNOSTICO DE ENFERMERÍA.

00033 **DETERIORO DE LA VENTILACIÓN ESPONTÁNEA**

DEFINICIÓN: Disminución de las reservas de energía que provoca la incapacidad para mantener la respiración independiente adecuada para el mantenimiento de la vida.

CARACTERÍSTICAS DEFINITORIAS.

- Disnea.
- Disminución de la saturación de oxígeno (SaO2).
- Uso creciente de los músculos accesorios.

NOC RELACIONADOS

0403 ESTADO RESPIRATORIO: VENTILACIÓN

DEFINICIÓN: Movimiento de entrada y salida del aire en los pulmones.

INDICADORES

(40301) Frecuencia respiratoria.

(40310) Ruidos respiratorios patológicos.

(40331) Acumulación de esputos.

(40309) Utilización de los músculos accesorios.

NIC RELACIONADOS

NIC 3160 ASPIRACIÓN DE LAS VÍAS AÉREAS. Ya se definió con anterioridad.

NIC 3350 MONITORIZACIÓN RESPIRATORIA. Ya se definió con anterioridad.

NIC 3390 AYUDA A LA VENTILACIÓN. Ya se definió con anterioridad.

DIAGNOSTICO DE ENFERMERÍA.

00032 **PATRÓN RESPIRATORIO INEFICAZ.**

DEFINICIÓN: Disminución de las reservas de energía que provoca la incapacidad para mantener la respiración independiente adecuada para el mantenimiento de la vida.

CARACTERÍSTICAS DEFINITORIAS.

- Disnea.
- Aleteo nasal.
- Uso e los músculos accesorios para respirar.
- Taquipnea.

NOC RELACIONADOS

NOC 0402 ESTADO RESPIRATORIO: INTERCAMBIO GASEOSO. Ya se definió con anterioridad.

DIAGNOSTICO DE ENFERMERÍA.

00029 **DISMINUCION DEL GASTO CARDIACO**

DEFINICIÓN: La cantidad de sangre bombeada por el corazón es inadecuada para satisfacer las demandas metabólicas del cuerpo.

CARACTERÍSTICAS DEFINITORIAS.

- Ansiedad.
- Piel fría y sudorosa.
- Cambios en el ECG.
- Fatiga.

NOC RELACIONADOS

NOC 0400 EFECTIVIDAD DE LA BOMBA CARDIACA

DEFINICIÓN: Adecuación del volumen de sangre expulsado del ventrículo izquierdo para apoyar la presión de perfusión sistémica.

INDICADORES

(40001) Presión sanguínea sistólica.

(40002) Frecuencia cardíaca.

(40010) Arritmia.

(40009) Ingurgitación de las venas del cuello.

(40011) Ruidos cardíacos anómalos.

(40013) Edema periférico.

(40014) Edema pulmonar.

(40015) Diaforesis profusa.

NIC RELACIONADOS

NIC 4040 CUIDADOS CARDIACOS

DEFINICIÓN: Limitación de las complicaciones derivadas de un desequilibrio entre el aporte y la demanda miocárdico de oxígeno en pacientes con síntomas de insuficiencia cardíaca.

ACTIVIDADES

Evaluar cualquier episodio de dolor torácico

Documentar las arritmias cardíacas.

Observar los signos y síntomas de disminución del gasto cardíaco.

Monitorizar los signos vitales

Monitorizar el estado respiratorio por si aparecen síntomas de insuficiencia cardíaca.

Monitorizar el funcionamiento de marcapasos, si correspondiera

Proporcionar terapia antiarrítmica según la política del centro según corresponda.

Monitorizar la respuesta del paciente a los medicamentos antiarrítmicos.

Monitorizar la tolerancia del paciente a la actividad.

Monitorizar la aparición de disnea, fatiga, taquipnea y ortopnea.

Monitorizar el equilibrio hídrico

Evaluar las alteraciones de la presión arterial.

Monitorizar la aparición de cambios del segmento ST en el ECG, según corresponda.

Identificar los métodos del paciente para manejar el estrés.

Evaluar a los pacientes para detectar la presencia de ansiedad y depresión, recomendando un tratamiento con antidepresivos adecuados, según esté indicado.

NIC 4044 CUIDADOS CARDIACOS: AGUDOS

DEFINICIÓN: Limitación de las complicaciones en un paciente que ha experimentado recientemente un episodio de desequilibrio entre el aporte y la demanda miocárdicos de oxígeno, con la consiguiente aparición de insuficiencia cardíaca.

ACTIVIDADES

Evaluar el dolor torácico.

Ofrecer medios inmediatos y continuos para llamar a la enfermera e informar al paciente y a la familia de que se responderá de inmediato.

Monitorizar el ritmo y la frecuencia cardíacos.

Auscultar los sonidos cardíacos.

Auscultar los pulmones para ver si hay sonidos crepitantes o adventicios.

Seleccionar la mejor derivación de ECG para la monitorización continua

Extraer muestras sanguíneas para controlar los niveles de CPK. LDH y AST, según corresponda.

Vigilar las tendencias de la presión arterial y los parámetros hemodinámicos.

Mantener un entorno inductor del reposo y la curación.

Administrar fármacos que impidan episodios de la maniobra de Vasalva.

Evitar la toma de la temperatura rectal.

Monitorizar la eficacia de la medicación.

Instruir al paciente sobre la relevancia de notificar de inmediato cualquier molestia torácica.

Monitorizar el ECG para detectar cambios del segmento ST.

Realizar una evaluación exhaustiva del estatus cardíaco.

NIC 4254 MANEJO DEL SHOCK: CARDÍACO

DEFINICIÓN: Estimulación de una perfusión tisular adecuada para un paciente con un compromiso grave de la función de bombeo cardíaco.

ACTIVIDADES

Auscultar los sonidos pulmonares para ver si hay crepitantes u otros sonidos adventicios.

Observar los signos y síntomas de disminución del gasto cardíaco.

Mantener la precarga óptima por administración de líquidos i.v. o diuréticos, según corresponda.

Favorecer la reducción de la precarga.

Observar si hay síntomas de perfusión arterial coronaria inadecuada.

Controlar y evaluar indicadores de hipoxia tisular (saturación venosa mixta de oxígeno, saturación venosa central de oxígeno, niveles séricos de lactato, capnometría sublingual).

Administrar suplementos de oxígeno, si procede.

Preparar al paciente para la revascularización cardíaca.

Administrar medicamentos inotrópicos/de contractilidad positivos, según corresponda.

Fomentar una precarga óptima minimizando al mismo tiempo la poscarga.

Promover la perfusión adecuada de sistemas orgánicos.

NIC 6200 CUIDADOS EN LA EMERGENCIA

DEFINICIÓN: Realizar la evaluación y aplicar medidas terapéuticas en situaciones urgentes.

ACTIVIDADES

Activar el sistema de urgencia médica.

Obtener un desfibrilador externo automático y conectarlo asegurando una desfibrilación rápida.

Iniciar las acciones de rescate de los pacientes en estado más crítico si hay múltiples víctimas.

Evaluar a los pacientes que no respondan a estímulos para determinar la acción apropiada.

Evaluar los signos y síntomas de parada cardíaca.

Solicitar ayuda si el paciente no respira o si la respiración no es normal y no presenta respuesta.

Aplicar medidas de precaución para reducir el riesgo de infección cuando se administran los cuidados.

Realizar una reanimación cardiopulmonar que se centre en las compresiones torácicas en los adultos y en las compresiones con ventilación en los niños

Adaptar las acciones de reanimación a la causa más probable de la parada

Crear o mantener una vía aérea permeable.

Buscar signos y síntomas de un compromiso respiratorio grave

Realizar maniobra de Heimlich, si es el caso.

Buscar signos y síntomas de compromiso hemodinámico grave

Instituir medidas (p. ej., presión, vendaje compresivo, colocación) para reducir o minimizar la hemorragia).

Instituir medidas para el tratamiento del

Observar la cantidad y características de la pérdida de sangre.

Monitorizar los signos vitales si es posible y adecuado.

Inmovilizar a los pacientes con sospecha de traumatismo craneoencefálico o medular con los dispositivos y técnicas adecuadas

Inmovilizar las fracturas, las heridas grandes y cualquier parte lesionada.

Mover al paciente sólo cuando sea necesario utilizando la técnica y la mecánica corporal adecuadas.

Monitorizar los signos y síntomas de hipoglucemia

Monitorizar el nivel de consciencia.

Determinar el historial del accidente a partir del paciente y demás personas presentes en la zona del suceso.

Administrar medicación.

Patrón 5. Sueño- Descanso.

Este patrón no se considera prioritario en el proceso de emergencia, por lo que no se tratará en el plan de cuidados.[8,27]

Patrón 6. Cognitivo-Perceptual.

DIAGNOSTICO DE ENFERMERÍA.

00132 **DOLOR AGUDO.**

DEFINICIÓN: Experiencia sensitiva y emocional desagradable ocasionada por una lesión tisular real o potencial o descrita en tales términos (International Association for the Study of Pain); inicio súbito o lento de cualquier intensidad de leve a grave con un final anticipado o previsible y una duración inferior a 6 meses.

CARACTERÍSTICAS DEFINITORIAS.

- Cambios en la frecuencia cardíaca o respiratoria.

- Cambios de la presión arterial.
- Expresa dolor.
- Expresión facial (p.ej., ojos apagados, expresión abatida, movimientos fijos o escasos, gemidos).

FACTOR RELACIONADO.

- Agentes lesivos (p.ej., biológicos, químicos, físicos, psicológicos).

NOC RELACIONADOS

NOC 1605 RESULTADO: CONTROL DEL DOLOR

DEFINICIÓN: Acciones personales para controlar el dolor.

INDICADORES

(160507) Refiere síntomas incontrolables al profesional sanitario.

(160511) Refiere dolor controlado.

(160513) Refiere cambios en los síntomas al personal sanitario.

NIC RELACIONADOS

NIC 1400 MANEJO DEL DOLOR

DEFINICIÓN: Alivio del dolor o disminución del dolor a un nivel de tolerancia que sea aceptable para el paciente.

ACTIVIDADES

Realizar una valoración exhaustiva del dolor que incluya la localización, características, aparición/duración, frecuencia, calidad, intensidad o gravedad del dolor y factores desencadenantes.

Observar signos no verbales de molestias, especialmente en aquellos que no pueden comunicarse eficazmente.

Asegurarse de que el paciente reciba los cuidados analgésicos correspondientes.

Explorar con el paciente los factores que alivian/empeoran el dolor.

Enseñar los principios del manejo del dolor.

Animar al paciente a vigilar su propio dolor y a intervenir en consecuencia.

Explorar el uso actual de métodos farmacológicos de alivio del dolor.

Animar al paciente a utilizar medicación analgésica adecuada.

Proporcionar a la persona un alivio del dolor óptimo mediante analgésicos prescritos.

Utilizar medidas de control del dolor antes de que éste sea muy intenso.

Medicar antes de una actividad para aumentar la participación, aunque valorando el peligro de la sedación.

Notificar al médico si las medidas no tienen éxito o si la queja actual constituye un cambio significativo en las experiencias pasadas del dolor del paciente.

Patrón 7. Autoprotección-Autoconcepto.

Este patrón no se considera prioritario en el proceso de emergencia, por lo que no se tratará en el plan de cuidados. [8,27]

Patrón 8. Rol- Relaciones

Este patrón no se considera prioritario en el proceso de emergencia, por lo que no se tratará en el plan de cuidados. [8,27]

Patrón 9. Sexualidad y reproducción.

DIAGNOSTICO DE ENFERMERÍA.

00221 **PROCESO DE MATERNIDAD INEFICAZ**

DEFINICIÓN: Proceso de embarazo y parto y de cuidado del recién nacido que no coincide con el contexto ambiental, las normas y las expectativas.

CARACTERÍSTICAS DEFINITORIAS.

- No responde adecuadamente durante el parto. Piel fría y sudorosa.

NOC RELACIONADOS

NOC 0112 ESTADO FETAL: DURANTE EL PARTO

DEFINICIÓN: Grado en que los signos fetales están dentro de los límites normales desde el comienzo del parto hasta el alumbramiento.

INDICADORES

(11201) Frecuencia cardíaca fetal (120-160).

(11204) Color del líquido amniótico.

(11205) Cantidad de líquido amniótico.

(11206) Posición fetal.

(11209) pH sanguíneo del cuero cabelludo fetal.

(11210) Respuesta de estimulación del cuero cabelludo fetal.

(11212) Pulsioximetría fetal.

(11215) Patrones episódicos de frecuencia cardíaca fetal.

NIC RELACIONADOS

NIC 6834 CUIDADOS INTRAPARTO: PARTO DE ALTO RIESGO

DEFINICIÓN: Ayudar en el parto vaginal de fetos múltiples o mal posicionados.

ACTIVIDADES

Informar a la paciente y al acompañante de los procedimientos adicionales y el personal que serán previsibles durante el proceso del parto.

Comunicar los cambios del estado materno o fetal al responsable del parto, según corresponda.

Ayudar a vestir y poner guantes al equipo obstétrico.

Continuar la monitorización electrónica.

Dirigir el parto durante la segunda etapa de expulsivo.

Alertar al profesional principal de cualquier anomalía en los signos vitales de la madre o el trazado cardíaco fetal.

Animar al acompañante que ayude con medidas de consuelo.

Aplicar precauciones universales.

Realizar limpieza perineal.

Realizar o ayudar con la rotación manual de la cabeza del feto desde la presentación occípito-posterior a occípito-anterior,

Ayudar con la amniotomía de las membranas amníoticas adicionales, si es necesario.

Continuar monotorizando la frecuencia cardíaca del segundo o tercer feto.

Registrar la hora del parto.

Documentar los procedimientos.

Explicar las características del recién nacido relacionadas con nacimiento de alto riesgo.

Observar atentamente si se producen hemorragias después del parto.

Fomentar la interacción de los padres con el(los) recién nacido(s) inmediatamente después del parto.

NIC RELACIONADOS

NIC 6974 REANIMACIÓN: NEONATO

DEFINICIÓN: Ayudar en el parto vaginal de fetos múltiples o mal posicionados.

ACTIVIDADES

Preparar el equipo de reanimación antes del nacimiento

Probar la bolsa de reanimación, aspiración y flujo de oxígeno para asegurar un funcionamiento correcto.

Colocar al recién nacido bajo el calentador radiante.

Insertar un laringoscopio para visualizar la tráquea y succionar el líquido teñido de meconio, según corresponda.

Intubar con un tubo endotraqueal para extraer el meconio de la vía aérea inferior, si es el caso.

Volver a intubar y aspirar hasta que el retorno esté libre de meconio.

Utilizar aspiración mecánica para extraer el meconio de las vías aéreas inferiores.

Secar con una manta precalentada para extraer el líquido amniótico, disminuir la pérdida de calor y proporcionar estimulación.

Colocar al recién nacido en decúbito supino, con el cuello ligeramente extendido para abrir la vía aérea.

Aspirar las secreciones de la nariz y de la boca con una jeringa pera.

Proporcionar estimulación táctil frotando la planta de los pies o acariciando la espalda del bebé.

Monitorizar las respiraciones, frecuencia cardíaca.

Poner en marcha la ventilación con presión positiva si hay apnea o disnea.

Ajustar la bolsa para que se llene correctamente.

Ventilar a una frecuencia de 40-60 respiraciones por minuto utilizando presiones de 20-40 cm de agua para las respiraciones iniciales y de 15-20 cm de agua para las presiones siguientes.

Auscultar para asegurar una ventilación adecuada.

Comprobar la frecuencia cardíaca después de 15-30 segundos de ventilación.

Ejercer compresión torácica si la frecuencia cardíaca es menor de 60 latidos por minuto o mayor de 80 latidos por minuto pero no aumenta.

Comprimir el esternón 1,5-2 cm en una relación de 3:1 para conseguir 90 compresiones y 30 respiraciones por minuto.

Continuar con las compresiones hasta que la frecuencia cardíaca sea > 80 latidos por minuto.

Continuar con las ventilaciones hasta que comiencen las respiraciones espontáneas adecuadas y el color sea rosado.

Observar si se eleva el tórax sin distensión gástrica para comprobar la colocación.

Fijar el tubo endotraqueal a la cara con esparadrapo.

Preparar los medicamentos, si es necesario

Administrar medicamentos según las órdenes médicas.

Registrar el tiempo, la secuencia y las respuestas del recién nacido a todos los pasos de la reanimación.

Patrón 10. Adaptación y tolerancia al estrés.

Este patrón no se considera prioritario en el proceso de emergencia, por lo que no se tratará en el plan de cuidados. [8,27]

Patrón 11. Valores y creencias.

Este patrón no se considera prioritario en el proceso de emergencia, por lo que no se tratará en el plan de cuidados. (8,27)

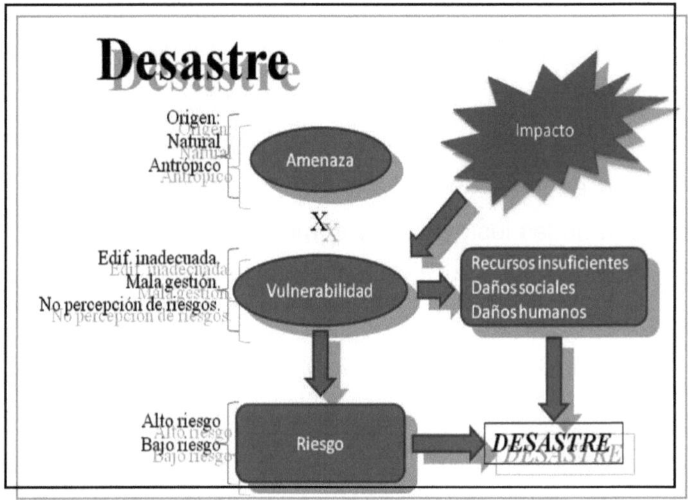

Paso 5º. Evaluación de enfermería.

La evaluación no puede ser realizada, pues al ser un plan de cuidados estandarizados no hay resultados aun.

CONCLUSIONES Y REFLEXIÓN.

Dependiendo de la gravedad de la situación de un siniestro desencadenante de un problema de salud, se le va a dar un nombre diferente y aunque hay muchas definiciones de los términos; Urgencia Emergencia, Incidente de Múltiples Víctimas, Desastre y Catástrofe se puede ordenar extensión, por numero de víctimas y/o por gravedad de las lesiones tal y como e muestra el gráfico.

Las agencias y gobiernos, trabajan sobre la mitigación de desastres naturales desde dos puntos de vista:

1º. La asistencia al desastre una vez se ha producido. Lo que da objeto a documentos de líneas similares a este, que dan respuesta al desastre.

2º. La reducción de la vulnerabilidad de las comunidades antes del desastre. Estando esta pues está altamente relacionada con las consecuencias de los desastres naturales.

Durante el periodo marcado desde las 24 horas, hasta las 72 horas, se ha explicado las diferentes patologías que son fácilmente resumibles en que el 75% de los heríos tendrá patología traumática y de esta, el 10% tan solo requerirá cirugía mayor. Se agudizarán ampliamente problemas relacionados con la inhalación de polvo. Agudizándose al final del periodo a estudio una incidencia de Síndrome Coronario Agudo.

El paciente atrapado, a pesar de no ser un paciente tipo en el periodo en el que se centra en el documento, se menciona, así con sus patologías y sus causas de muerte. La asistencia a este tipo de pacientes será similar a las del paciente politraumatizado con las particularidades que va a presentar el contexto del lugar y la continuidad de sus cuidados en un entorno tan complejo.[8,27]

Por lo tanto, la patología principal será, el paciente traumático, con heridas, cortes y fracturas.

Y habrá que tener previsto un tanto por ciento pequeño de amputaciones, así como un aumento notable de partos. Así como un aumento de los casos de síndrome coronario agudo.[8,27]

Habrá también un aumento de la ansiedad y depresión generado por el síndrome postraumático, que habrá que tratar en el momento que las condiciones de oferta y demanda se lo permitan. Las enfermedades crónicas dependientes de consulta y/o fármacos tendrán que ser una prioridad, en cuanto las emergencias estén atendidas o se presenten soluciones logísticas. [8,27]

Los cuidados enfermeros del paciente tendrán que ser sintomáticos, encaminados a controlar el dolor, la infección y la funcionalidad.

Los terremotos, son sucesos con pocas posibilidades de predicción, aunque se cuenta con una alta recurrencia. Es decir, que donde ha habido terremotos, puede volver a haberlos y que las magnitudes con las que se desencadenaron serán similares a las de seísmos futuros. Por lo tanto, se ha de disminuir la vulnerabilidad y aumentar la resilencia de las comunidades afectadas por seísmos.

Como muestra de este éxito de reducción de la vulnerabilidad se puede citar el reciente terremoto de Chile de 7,8 grados en la escala de Richter, en el que tan solo murieron 6 personas. Ello es debido al notable desarrollo económico que ha experimentado el país andino en los últimos años.[31]

Siguiendo este plan de cuidados estandarizado se puede llegar a una idea del grueso de la patología general de la población, no obstante el cuidado tendrá que ser siempre adaptado e individualizado a cada paciente y sus necesidades.

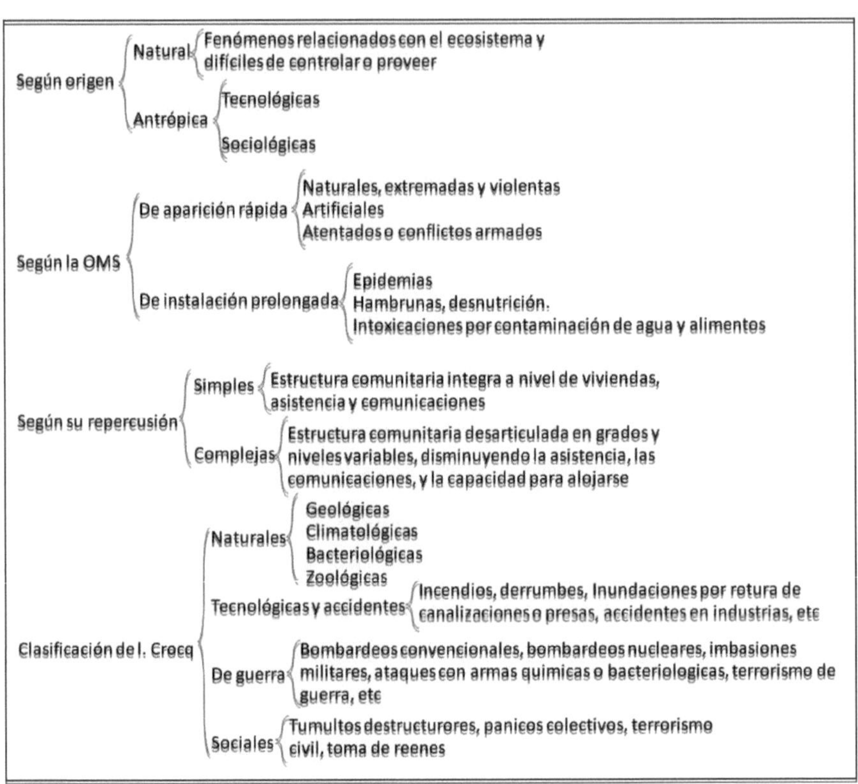

Gráfico 11.Clasificación de las catástrofes. (Elaboración propia).

BIBLIOGRAFÍA.

(1)Oficina para la Reducción de Desastres de las naciones unidas (UNISDR) [Internet]. Ginebra: UNISDR, 2014 [citado 8 de Mayo de 2014]. Disponible : http://www.unisdr.org/we/campaign

(2) Álvarez Leiva C, Ariza Romero ME, Benjumea Portillo S, Camino Medina J, Cantalapiedrá J, Carrasco Jimenez MS, et al. Manual de atención a múltiples víctimas y catástrofes (3º Ed.). Castelló. Aran Ediciones. 2008.

(3)Martínez Tenorio P, Álvarez Bernardos J, Martín Cabezas M, Maroto Hoyos T, Veses Santiago F, Mandoza Aritmendi C, et al. Manual para el manejo de los incidentes de múltiples victimas en la urgencia extrahospitalaria. Madrid. Edita SaludMadrid Summa112. 2012. Disponible en: http://www.semesmadrid.es/docs-tecnicos/manualManejoIncidentes.pdf?blobcol=urldata&blobheader=application/pdf&blobheadername1=Content-disposition&blobheadername2=cadena&blobheadervalue1=filename=manualManejoIncidentesFinal18-OctubreP.pdf&blobheadervalue2=language=es&site=PortalSalud&blobkey=id&blobtable=MungoBlobs&blobwhere=1311104286413&ssbinary=true

(4)Proyecto esfera. Proyecto esfera. Ginebra. Publicado por Proyecto esfera. 2004.

(5)Brauman. R. La medicina Humanitaria. Barcelona. Icariaeditorial. 2011.

(6)Rodríguez Salvá Armando, Terry Berro Blanca. Determinación rápida de las necesidades de salud en desastres naturales agudos por terremotos. Rev Cubana Hig Epidemiol [revista en la Internet]. 2002 Dic [citado 2014 Mayo 08] ; 40(3): 294-307. Disponible en: http://scielo.sld.cu/scielo.php?script=sci_arttext&pid=S1561-30032002000300010&lng=es.

(7)The united Nation Office for Disaster Risk Reducción. Internacional Disaster Database. Université catholique de Louvain Brusels-Belgium. 2010. [Internet] Disponible en: http://www.preventionweb.net/files/31685_factsheet2012.pdf

(8)Arcos González P, Castro Delgado R, Cuartas Álvarez T, Martínez Monzón C, Montero Viñuales E, Roux Carmona F. La ayuda sanitaria en desastres. Fundación para la Cooperación y Salud Internacional Carlos III. Madrid. 2006.

(9)Villalibre Calderón C. Concepto de urgencia, Emergencia, Catástrofe y Desastre: Revisión Histórica y bibliográfica.TFM. Universidad de Oviedo, Facultad de Medicina. 2012.

(10) "Catastrofe". En el Diccionario de la lengua española. [Internet]. [Citado en 8 de Mayo de 2014]. Madrid, España: Real Academia Española. Disponible en: http://buscon.rae.es/drae/srv/search?val=desastre

(11) Soldano A. Conceptos sobre el riesgo. Córdoba. Argentina. Departamento de Desarrollo Sostenible de la Secretaria General de la Organización de los Estados Americanos. 2008

(12) Pesqueira Alonso E E. Protocolo de campo para el coordinador sanitario de accidentes de múltiples víctimas. Castellón. Revista emergencias 13. 2001.

(13) Mena R. Impacto de los desastres en América Latina y el Caribe, 1990-2011. Panamá. UNISDR y Corporac. ión OSSO. 2013

(14) Duque del Rio M C, Fernández Rodrígez B, Morillo Rodríguez J. Atención enfermera en urgencias y emergencias. Madrid. Ediciones DAE 2004.

(15) International Disaster Database www.em-dat.net [Internet].[Created on: May-2-2014]. - Data version: v12.07 Fuente: "EM-DAT: The OFDA/CRED - Université Catholique de Louvain - Brussels - Belgium". Disponible en: http://www.emdat.be/disaster-profiles

(16) Allan Lavell P D. Sobre la Gestión del Riesgo: Apuntes hacía una Definición. 2001.

(17) Allan Lavell P D. Apuntes para una reflexión institucional en países de la Subregión Andina sobre el enfoque de la Gestión del Riesgo. Lima. Disponible en internet en: http://www.comunidadandina.org/predecan/doc/r1/docAllan2.pdf

(18) Comité andino para la prevención y atención a desastres. Atlas de las dinámicas del territorio andino: Población y bienes expuestos a amenazas naturales.[Internet]. 2009. [Citado el 30 de Abril de 2014] Disponible en: http://www.comunidadandina.org/predecan/atlasweb/index.html

(19) Dirección General de Protección Civil y Emergencias. Ministerio del Interior. Vademecum Remer. [Internet]. 2013 [Citado 29 Abril 2014]Disponible en: http://www.proteccioncivil.es/catalogo/carpeta02/carpeta24/vademecum12/vade01.htm

(20) Cosgrave J. Respuesta a los terremotos, 2008. Lecciones de las operaciones de auxilio y recuperación en casos de terremotos. Disponible en: http://www.unicef.org/peru/spanish/alnap.pdf

(21) Werner Canales M. Guía de vigilancia epidemiológica en desastres. Santiago de Chile. Ministerio de salud del Gobierno de Chile. 2010.

(22) Munera Planelles. R. Apuntes: Terremotos. Rev ASACAMV [Internet.] nº 1. Abril 2011.

(23) BBC Mundo. Tras 17 días, hallan a una sobreviviente entre los escombros de Bangladesh [Internet] [Citado el 10 de Mayo de 2013] Disponible en: http://www.bbc.co.uk/mundo/ultimas_noticias/2013/05/130510_ultnot_sobreviviente_bangladesh_ch.shtml

(24) *Leoncio Tay U. Medicina pre-hospitalaria. Facultad de Medicina de la Universidad Católica de Chile. Santiago de Chile. Chile. 2003*

(25) *Manual de procedimientos de emergencia para unidades medicas en misiones operativas de paz. Servicio sanitario del ejército de Uruguay. Uruguay .2003.*

(26) Berman A, Snyder S. Fundamentos de enfermería. Conceptos, proceso y práctica. 9 ed. Pearson Educación. Madrid. 2013.

(27) Arcos González P, Castro Delgado R, Álvarez Zapata ML, Bernardo Alba P, Caja Pulido T, Charle Cuellar P, et al. Manual de Procedimientos de Evaluación y Respuesta Sanitaria a Emergencias y Desastres. Madrid. Fundación para la Cooperación y Salud Internacional Carlos III. 2008.

(28) Hermand T.H. Nanda Internacional. Diagnósticos enfermeros. Definiciones y clasificación 2012-2014. Barcelona: Elsevier. 2012.

(29) Nic Bulechek GM, Butcher HK, Dochterman JM. Clasificaciones de Intervenciones de Enfermería (NIC). 5ª ed. Barcelona: Elsevier Mosby; 2009.

(30) Noc Moorhead S, Johnson M, Maas ML, Swanson E. Clasificación de Resultados de Enfermería (NOC). 4ª ed. Barcelona: Elsevier Mosby; 2009.

(31) El mundo.es Un terremoto de magnitud 7,8 activa por segundo día consecutivo la alerta de tsunami en Chile. [Internet] [Citado el 14 de Mayo de 2013] Disponible en: http://www.elmundo.es/america/2014/04/03/533cd5eeca4741606b8b456a.html

(32) Montarelo Navajo A, Gamo Días GM, García Gil A, Sánchez Perea J, Jiménez Barranco JA, Fernández Vega JP. Tarjeta de Triage TASSICA 2: evaluación práctica de su funcionalidad operativa en incidentes con múltiples víctimas Rev Puesta al día en urgencias, emergencias y catástrofes. 10(123-132). Madrid. 2010.

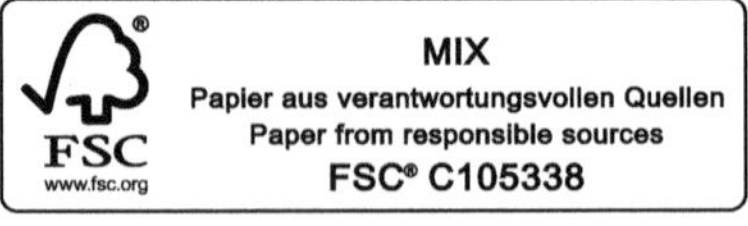

Printed by Books on Demand GmbH, Norderstedt / Germany